JN013816

夫婦で妊娠体質になる栄養セラピー

みぞぐちクリニック院長
溝口 徹

青春出版社

はじめに

この本を手に取られた方は、「赤ちゃんがほしい」と思って、妊活に力を入れられている、あるいはこれから妊活に取り組もうとされているのではないでしょうか。

そんな方に、1つ質問です。

あなたは今日、何を食べましたか？

何かを食べようというとき、ほとんどの人は「おなかが空いたから」「好物だから」「体によさそうだから」といった理由で、食べるものを選んでいるのではないでしょうか。ダイエット中の人は、あえてカロリーの低いものを選んでいるかもしれませんね。

妊娠について考えるとき、この「何を食べるか」というのは非常に大切です。なぜなら、空腹を満たしたり健康を意識したりした食事と、妊娠率がアップする食事は〝別物〟だからです。

食事、つまり栄養素には、私たちの体の不調に根本からアプローチする力が備わっています。なぜなら、私たちの体はすべて摂取した栄養素によってつくられているからです。

それは妊娠についても同じ。妊娠には、卵子と精子にかかわる栄養素はもちろん、子宮内の環境を整えたり、おなかのなかで赤ちゃんを育てていくための栄養素が不可欠なのです。

もう1つ重要なポイントは、女性だけでなく男性も、栄養素が重要なカギを握っているということ。近年では、なかなか妊娠に至らない場合、半数は男性側に原因があることがわかっています。つまり夫婦で取り組むことが大切なのです。

実際、私のクリニックでは、食事を見直すことによって、卵巣予備能の指標となるAMHの数値が改善したり、精子の運動率がアップしたりと、男女ともに驚くような変化が見られています。その結果、自然妊娠したり、それまでうまくいかなかった不妊治療が成功し、妊娠・出産に至る方はたくさんいます。

そのもととなっているのが、最新栄養医学である「オーソモレキュラー療法」です。この本との出会いが、夫婦で「妊娠体質」に変わるきっかけとなってくれれば、こんなに嬉しいことはありません。

『夫婦で「妊娠体質」になる栄養セラピー』目次

1章

赤ちゃんがやってくる「食べ方」があった！

妊活と栄養の関係

2章 夫婦で「妊娠体質」に変わるヒント

妊活の大敵「糖質」の問題点

3章 女性の妊活に役立つ栄養セラピー
「卵子力」をアップさせるヒント

4章 男性の妊活に役立つ栄養セラピー

「精子力」をアップさせるヒント

カバーイラスト…毛利みき
本文イラスト…富永三紗子
本文デザイン…青木佐和子
編集協力…樋口由夏

1
章

赤ちゃんがやってくる「食べ方」があった！

妊活と栄養の関係

妊娠への最短ルートは「食事」がつくる！

妊娠は、新しい命を体に宿し、10カ月近くにわたり母胎で育て、出産するという、女性の体にとって一大プロジェクトです。そのために、

「妊娠しやすい体になろう」

「元気な赤ちゃんを産もう」

と考えて、多くの女性は妊活のために「体によさそうなこと」をはじめます。

たとえばストレスをためない、体を冷やさない、軽い運動をする……などなど。それでもなかなか妊娠しない場合は、不妊治療を考える人もいるでしょう。

では、食事についてはどうでしょうか。

妊活には栄養が欠かせません。

もちろん妊活中の方のなかには、食事に気をつけている人もたくさんいます。

でもその食事内容を聞くと、

「野菜をたくさんとってヘルシーな食事をしている」

「和食中心にしている」

「朝食にはスムージーを飲む」

「油は控えめにしている」

などと話されるのです。

しかし、**それはよくいわれる「体にいい食事」であって、「赤ちゃんがやってくる食事」とは違います**。そのため、食事に気を使っている女性の多くが、実は「**栄養不足**」に陥ってしまっているのです。

妊娠するためには、妊娠という体のしくみを理解したうえで、栄養を摂取していくことが欠かせません。

妊活のためにいろいろと気をつけているけれども、なかなか妊娠に至らない――その理由は、もしかしたら日々の食事にあるのかもしれません。

この本を手に取られた方のなかには、すでに不妊治療をスタートさせている人もいると思います。妊娠を考えている人にとって、時間は貴重です。個人差はあるものの、残念ながら年齢を重ねていけば妊娠しにくくなるという事実があるからです。

「少しでも早く妊娠したい」と考えている人が、食生活を見直すよりも、不妊治療に専念したほうが手っ取り早いと考えるのもわかります。

でも、妊娠するのはあなたの体です。**体の土台をつくっている食事を見直すことは、確実に妊娠率のアップにつながります。**不妊治療をおこなっている人も、治療と並行して食事を見直すことが、妊娠への近道になるのです。

妊活を考えたら「夫婦」で食事を見直そう

妊娠と食事の関係について考えたとき、もう1つ重要なポイントがあります。それは、女性だけでなく、**男性の「栄養不足」も問題になる**ということです。

妊娠するのは女性の体ですが、そもそも男性の精子と女性の卵子が出会い受精卵となることから、妊娠はスタートします。このとき、男性に栄養不足があれば、当然妊娠率は下がってしまいます。

のちほど詳しく述べますが、近年では男性側に不妊の原因があるケースが半分を占めることもわかってきました。

つまり、妊活のための食事の見直しは、女性だけでなく「夫婦」で取り組む必要があるのです。

「妊娠体質」をつくる オーソモレキュラー療法

では、具体的にはどのように食事を見直せばいいのでしょうか。

私のクリニックでは、**オーソモレキュラー療法（分子整合栄養医学療法）**を取り入れて妊活をサポートしています。

オーソモレキュラー療法をひと言でいえば、体の原点である「**細胞**」に働きかける方法です。

細胞の1つひとつが正しく機能しているからこそ、私たちは健康でいられます。その細胞をつくる材料も、すべて食べ物から供給されています。

ふだんはあまり意識することがないかもしれませんが、私たちの体は頭の先から足の先まで、すべてが食べ物からできています。ですから何らかの栄養素が足りなくなれば、体に不調が起こる、もしくは本来の働きをすることができなくなるのは、当然のこととして理解できるでしょう。

オーソモレキュラー療法では、「**ある種の栄養素が足りなくなると、その栄養素を多く含んでいる細胞や臓器にトラブルが起こりはじめる**」と考えます。

たとえば、肌をいいコンディションに保つには、ビタミンAが必要です。ビタミンAが皮膚組織に十分あると、必要な皮脂を分泌して皮膚に潤いを与え、バリア機能を高めてくれます。ところがこれが足りなくなると、皮膚が脂っぽくなり、ニキビの元凶となるなどトラブルを招きます。

また、ビタミンA欠乏によって起こる代表的な病気に「夜盲症《やもうしょう》」があります。ビタミンAは粘膜組織の材料となる栄養素であるため、目の網膜《もうまく》にも必要です。ですからビタミンAが欠乏すると、目に影響が出てくるのです。

これを妊娠に置き換えて考えると、男女ともに、妊娠にかかわる細胞や臓器にとって必要な栄養素を補えば、妊娠率がアップするということになります。

一般的にいわれる「体にいい」「バランスがいい」食事を続けていてもなかなか妊娠に至らないのは、この妊娠にかかわる細胞や臓器が必要としている栄養素がとれていないせいかもしれません。

妊娠に葉酸が欠かせない理由

妊娠にかかわっている栄養素のなかでよく知られているのは、「葉酸」です。「妊活サプリ」として葉酸が含まれた多くのサプリメントも販売されています。

葉酸は、妊娠を希望する女性に対して厚生労働省が積極的に摂取することを呼びかけている栄養素です。胎児の神経管閉鎖障害の発症リスクを低減させるために、十分な葉酸摂取（1日につき４００㎍）が必要だとしています。

神経管閉鎖障害は赤ちゃんの先天異常の１つ。脳や脊髄《せきずい》のもととなる神経管がうまく形成されないことによって起こります。そのうち二《に》分《ぶん》脊椎《せきつい》になると、歩行障害や排泄障害などの原因になります。

妊娠初期は胎児の細胞増殖がさかんな時期で、神経管の形成期でもあります。この時期に葉酸が不足すると、神経管閉鎖障害のリスクが高まることがわかっています。妊娠の可能性のある女性は、葉酸の摂取量が不足しがちなため、妊娠前から積極的にとるように、国をあげて勧告しているのです。

ただ、栄養の専門家としていわせていただくと、妊活の一環として葉酸をとることは大切ですが、それだけで妊娠率がアップするわけではありません。

実は、本書を出すにあたり調べているうちに、最近では男性向けの妊活サプリまで販売されていることを知りました。男性も妊活を意識して、積極的に栄養を摂取しようとすること自体は、悪いことではありません。ただし、果たしてそれが本当に妊娠にプラスに働いているかどうかはわからないのです。

私たちがおこなっているオーソモレキュラー療法は、こうしたサプリメントとは考え方が異なります。

そのポイントは「**妊娠にかかわる細胞や臓器にとって必要な栄養素**」**を補えているかということ。**

妊娠に必要な細胞や臓器としては、まず卵子と精子があげられます。ではこれから、卵子と精子にはどんな栄養素が必要なのかを見ていきましょう。

「卵子」と「精子」には、こんな栄養がかかわっていた！

まずは卵子に必要な栄養素です。それを知るには、卵子の特徴を知ることです。卵子を分子レベルで見ていくと、なんといっても**ミトコンドリアがほかの細胞に比べて圧倒的に多い**ことがわかります。

ミトコンドリアとは、１つひとつの細胞のなかに存在する小器官です。その働きとして大きいのが、エネルギーの産生。私たちは体を動かしたり、食べ物を食べて消化したりと、いろいろなところにエネルギーを使っています。このエネルギーをつくっているのがミトコンドリアです。

よく細胞内の発電所にたとえられることがありますが、生きていくために必要なエネルギーを燃やす働きをしているといえばわかりやすいでしょうか。

ミトコンドリアは心臓や肝臓にも多く含まれており、酸素を使って休むことなくエネルギーを生み出しています。

ちなみにミトコンドリアは赤い組織に多いのですが、それが目で見てわかるのがレバー（肝臓）です。肝臓もエネルギーの産生や貯蔵を担うため、多くのミトコンドリアが存在していますが、レバーが赤く見えるのは血液ではなくて、ミトコンドリアがたくさん存在しているためなのです。

では、卵子にミトコンドリアはどのくらい多く存在しているのでしょうか。

心臓の心筋細胞や、肝臓の肝細胞1つあたり、それぞれ5000個のミトコンドリアが存在しているといわれています。これに対して卵子は、諸説ありますが1個につき1万個から10万個くらい存在しているといわれています。まさにケタ違いの量なのです。

卵子は精子と受精したあと、どこからも栄養分をもらわずに分裂し続けなければなりません。だからものすごい量のエネルギーを産生する力が必要なのです。

エネルギーを産生するほかに、もう1つあるミトコンドリアの働きが、アポトーシスにかかわっていること。アポトーシスは細胞の自然死などといわれます。

細胞をいい状態に保つためには、傷ついた細胞やいらなくなった細胞を自然死させないとなりません。それに関与しているのも、ミトコンドリアです。細胞が傷ついたりして不要になると、ミトコンドリアのなかにカルシウムイオンが流入して、細胞の自然死が誘導されます。そしてその材料を使って、また新しい細胞をつくります。

ミトコンドリアはまさに命がけで、細胞の機能をいい状態で維持するために働いているのです。

一方でミトコンドリアは、酸素を使って栄養素をエネルギーに変換するため、エネルギー産生の際に**活性酸素**を発生させます。活性酸素は体の免疫機能を維持するという役割を担っていますが、過剰になると細胞を傷つけ、病気や老化の引き金になります。つまり、〝諸刃《もろは》の剣《つるぎ》〟のような存在なのです。

卵子をいい状態に保つには、活性酸素を多く発生させてしまうミトコンドリアをいかに丈夫に保ち、その機能を落とさないようにさせるかにかかっています。

そんな**ミトコンドリアに必要な栄養素は、おもに鉄とビタミンB群など**です。ですからこれらの栄養素が不足すると、卵子の機能を落としてしまいます。

そして、ミトコンドリアから発生する活性酸素をいかに消去させるかも、重要なポイントになってきます。

そこで出てくるのが**ビタミンEとコエンザイムQ10**です。それぞれの栄養素について詳しくは後述しますが、ビタミンEとコエンザイムQ10は脂溶性の栄養素の一種で、ミトコンドリアのなかに多く存在しています。

ビタミンEとコエンザイムQ10の働きの1つに、細胞を活性酸素などによる酸化から守る**抗酸化作用**があります。卵子の質を保つためにも、抗酸化作用の強いビタミンE、コエンザイムQ10が必要なのです。

ビタミンEには、4種類のトコフェロールという栄養素が含まれます。トコフェロールの語源は、ギリシャ語の「tocos（子どもを産む）＋phero（力を与える）」に由来するものです。1820年、ラットを脱脂粉乳で飼育すると雌のラットが妊娠しなくなることが発見されました。1920年代には脂溶性の成分をラットのエサに加えると妊娠するようになったことから、この脂溶性の成分であるビタミンEは**妊娠ビタミン**と呼ばれるようになりました。

妊活サプリではコエンザイムQ10が注目されますが、コエンザイムQ10はビタミン

Eの作用を増強し、さらにビタミンEを守る働きもしていることから、コエンザイムQ10とビタミンEは一緒に用いることが大切です。

ちなみに、卵子にミトコンドリアが多い一方で、精子のミトコンドリアは非常に少ないのです。といっても精子は毎日産生され、入れ替わりも早いため、それほどミトコンドリアを必要としません。

精子に必要な栄養素の代表は、**DHA（ドコサヘキサエン酸）と亜鉛**です。精子にはDHAが多く含まれているため、DHAを摂取することで精子の質がよくなります。亜鉛も精子生成や精子の運動と活性化にかかわっています。

卵子は生まれたときから存在し、新たにつくられることがないのに対し、精子は入れ替わりの激しい細胞といえます。そのため、器質的なものではない男性不妊はオーソモレキュラー療法の効果が早くあらわれ、改善しやすい傾向があります。

もちろん、ここで紹介したもの以外にも、妊活の妨げとなる栄養トラブルや妊活のプラスになる栄養素があります。詳しくは次章以降でお話しします。

オーソモレキュラー療法で赤ちゃんがやってきた！

私は2003年に、オーソモレキュラー療法の専門クリニックを開設しました。当初は内科系の疾患や精神疾患に対する治療が中心で、この治療法を妊活に取り入れることは、まったく頭にありませんでした。

あるとき、1人の女性からこんな相談を受けました。

「2人目の子どもがほしいけれど、またアトピー性皮膚炎になってしまったらどうしよう……と心配です。2人目はアトピー性皮膚炎がない子にしたいんです。妊娠前からオーソモレキュラー療法をはじめたら、アトピーを予防できるでしょうか」

その方は1人目のお子さんの子育て中だったのですが、お子さんがひどいアトピー性皮膚炎で悩んでいたのです。

そこでオーソモレキュラー療法をはじめると、ほどなくして妊娠。**妊娠中の経過も順調で、とにかく産後がラク**だということがわかりました。**お子さんにアレルギー症**

状が出ないどころか、生まれたお子さんは健康そのもので、とても育てやすい。肌トラブルもなければ風邪も引きにくい。まさにいいことずくめだったのです。

以降、「1人目の子にアレルギー症状があるので、2人目はアレルギーのない子を妊娠・出産したい」といったご相談が相次ぎました。

私たちは、妊娠中に適切な栄養をとることが、いかに良い結果をもたらすかを改めて知ることになりました。そのときの患者さんたちには本当に感謝しています。

時を同じくして、「赤ちゃんがほしい」という不妊治療の患者さんも、オーソモレキュラー療法を希望して受診されることが増えていきました。

ただ当時は、妊娠や不妊治療に対する栄養の重要性はそれほど知られておらず、加えてオーソモレキュラー療法で提供するサプリメントは〝不自然〟であるとされ、不妊治療の専門医から禁止されることも少なくありませんでした。

ところが食事を改善し、適切なサプリメントを使って栄養状態を整えていくと、それまでなかなか妊娠しなかった人も妊娠し、元気な赤ちゃんが生まれるようになっていきました。大きな声ではいえませんが、なかには不妊治療の先生には内緒でオーソモレキュラー療法に取り組まれていた患者さんもいたようです。やがて妊娠した方からの口コミで徐々にこの治療法の効果が知られるようになり、妊活希望の患者さんが増えていったのです。

そうしているうちに、最初はオーソモレキュラー療法に否定的だった不妊治療の世界でも、この治療法の可能性を見出してくださる先生方が出てきました。

近年では、不妊症に対する治療は確立してしまっており、タイミング法、人工授精、それがうまくいかなければ体外受精、顕微授精とステップアップしていき、あとはその精度をいかに上げていくかしかありません。

「もっとほかにできることがあるのではないか」

そう考えた不妊治療の専門医の先生方との交流がはじまり、２００９年には不妊治療の学会に招いていただき、妊娠と栄養の関係について講演する機会を得ました。

そこから少しずつ、オーソモレキュラー療法を学んでくださる専門の先生方が増えていき、今では全国各地の不妊治療クリニックで、この治療法を取り入れるところが増えてきています。

なかなか妊娠に至らないのはなぜ？

これまで、不妊の原因は女性が占める割合が大きいといわれてきましたが、実際は違います。

WHO（世界保健機関）の統計では、不妊症の原因が女性側のみの割合は41％、男性側のみの割合は24％、男女ともにある割合は24％、そして原因不明のものが11％となっていて、**不妊症夫婦の約半数は男性にも原因がある**ことがわかっています。

現代社会では男女ともにストレスにさらされることが多く、仕事の帰りが遅い・出張や単身赴任で家を空けることがあることなども、不妊の原因になっていると予想されます。

女性の不妊の原因には、排卵因子（排卵障害）、卵管因子（卵管通過障害）、子宮因子（着床不全など）、頸管因子（子宮頸管のトラブルなど）、免疫因子（精子を障害する抗体がある抗精子抗体など）、原因不明不妊などがあります。

このうちの排卵因子、卵管因子に加え、男性因子を加えた3つは頻度が高く、不妊の3大原因といわれています。

不妊の3大原因

①排卵因子

通常は1カ月に1回のペースで起こる排卵が数カ月に1回、あるいはまったくない無排卵の場合があります。

原因はさまざまですが、ダイエットやストレスによるもの、排卵を抑える作用があるプロラクチンが多く分泌される高プロラクチン血症、卵胞が成熟せず排卵が起こりにくくなる多嚢胞性卵巣症候群《たのうほうせいらんそうしょうこうぐん》（ＰＣＯＳ）などがあります。

②卵管因子

卵管は排卵した卵を吸い上げて、受精した卵を育てながら子宮まで運ぶ大切な役割をしています。この卵管がふさがっていたり、狭くなったりしている状態では、自然妊娠は望めません。

性器クラミジア感染症が原因になるといわれていますが、はっきりとわかっていません。同じくクラミジア感染症により卵管内や卵管周囲が癒着《ゆちゃく》している状態も、妊娠しにくくなります。

③男性因子

造精機能障害、性機能障害、精路通過障害など男性側に原因がある場合。詳しくは44ページで説明します。

私のクリニックでは、ここ数年、男性不妊にも力を入れています。きっかけは、精子の状態がよくない男性が多いことがわかったからでした。

不妊については、女性がまず相談に来られることがほとんどです。ところが男性のほうに精子を調べてもらうと、実は数が少ない、運動率が低いということが多々ありました。タイミング法、人工授精で妊娠に至らない理由のなかには、少なからず精子の問題が潜んでいます。そうなると一般的な不妊治療の病院では、体外受精にステップアップすることになります。

しかし精子の状態がよくないことが妊娠の妨げになっているなら、**オーソモレキュラー療法によって、精子の数と質のアップをすれば、妊娠率がアップするのではないか**――そこで、女性はもちろん、男性にも、つまり夫婦でオーソモレキュラー療法を実践してもらうようになったのです。

原因不明の不妊に「栄養」が効く理由

不妊の原因のなかには、「原因不明」とされるものがあります。

一般的な不妊の検査をすべておこない、それでも明らかな原因がわからず、異常も見られない場合、なおかつ半年以上タイミングを合わせても妊娠に至らないと、原因不明の不妊症といわれます。原因不明の不妊は、日本では10〜15%を占めるといわれてきましたが、最近ではこの割合が増加傾向にあります。

卵巣や卵管などに明らかな病気がある器質性不妊や、男性の無精子症などがある場合は適切な治療が必要ですが、原因不明の不妊の場合はちょっと話が違ってきます。

実は私は、この**原因不明の不妊に、栄養が関係している可能性があるのではないか**と考えています。

これまで多くの患者さんを見てきて思うのは、**原因不明の不妊のなかには、精子あるいは卵子そのものの機能が低下している、あるいはなくなっている場合があるのではないか**ということです。

いったん精子や卵子の力が低下してしまうと、現在の医学では有効な治療はほとんどありません。しかしオーソモレキュラー療法なら、こうした精子や卵子の機能低下に対して、改善する効果も期待できるのです。

不妊の背景にある「栄養不足」

今、どれくらいの人が不妊に悩んでいるのでしょうか。

日本では不妊を心配したことがある夫婦は約40%、実際に不妊の検査や治療を受けたことがある(または現在治療中の)夫婦は約23%います(厚生労働省 令和4年度「不妊治療と仕事両立サポートハンドブック」より）。

不妊がここまで増えている背景の1つには、**女性の初産年齢の高齢化**があります。日本女性の初産の平均年齢は30・9歳（令和3年　厚生労働省「人口動態統計」より）となり、35歳以上での初産は全国で4人に1人、東京では3人に1人です。

しかし、不妊治療が必要になってしまう人がこんなに多いということは、初産年齢が高齢化しているだけでは説明ができないのです。

その理由を探るために、ちょっと昔のデータを見てみましょう。

1925年、戦前の出産率のデータを見ると、35歳以上の女性による出産数は42万8299人もいました。これが2014年では27万6767人なので、約1・5倍も多かったことになります（厚生労働省「人口動態統計」、内閣統計局編纂「大正14年 父母ノ年齢別出生統計」より）。ちなみに、現在の総人口が1925年当時の約2倍になっていることを考えると、割合としてはさらに高かったことがわかります。

さらに1925年に45歳以上の母親から生まれた赤ちゃんの数は、現在の21倍だそうです。

当然ですが、大正時代に不妊治療はありません。昔は若い頃から出産をしていたことも影響しているのかもしれません。

そこで注目してほしいのが、サザエさん一家です。

サザエさんの母親であるフネさんは、ああ見えて（?）実は50ン歳です。サザエさんは24歳、カツオくんは11歳、ワカメちゃんは9歳ですから、サザエさんを20代、カツオくんとワカメちゃんを40代で出産したと思われます。高齢妊娠などという言葉もない時代、当たり前のように40代で出産していたのですね。そしてサザエさんは、タラちゃんを21歳で出産しています。

先ほど初産年齢が30歳を超えた話をしましたが、1990年代まではまだ、初産年齢は20代でした。

若い頃から妊娠し、その後もたくさんの子どもを出産することは、卵子にとってもよかったのかもしれません。妊娠中と授乳中は排卵が止まっていますから、それだけ卵子が温存されていたのです。

そしてもう1つ背景として考えられるのが、前項でもお話しした**「栄養不足」の問題**です。

「戦前のほうが栄養不足だったのでは?」という声が聞こえてきそうですが、ここでいっているのは、現代人特有の栄養不足のこと。次章以降でお話ししていきますが、**現代人は、エネルギー（カロリー）は足りているのに、必要な栄養が足りていない**のです。

では、「現代人特有の栄養不足」とは、どういったものなのでしょうか。まずはこの栄養不足の改善で妊娠した方の例をご紹介しましょう。

ケース1 うつを克服したものの、子どもをあきらめた矢先、47歳でまさかの自然妊娠

Aさんが初診に来たのは43歳のときでした。

やる気が起きず、疲れやすい。うつ病と診断され、3年間投薬治療を続けていましたが、根本的な改善は見られない状態でした。仕事もできず、Aさんのお母さんが見るに見かねてクリニックに連れてきたのです。

検査をしたところ、食後高血糖（後述）、かくれ貧血、脂肪肝などが見られ、非常に栄養状態が悪いことがわかりました。

糖質制限の食事指導をし、サプリメントもプラスしながら治療を開始したところ、

体調は徐々に改善。45歳のとき、ついにうつ病の薬を断薬でき、体調も良好になり「これからはちゃんと自分の人生を歩んでいこう」という決意ができ、パートで働けるまでに回復しました。

そして46歳でパートナーと出会い、結婚することに。体調がいいため、妊娠の可能性を考え、不妊治療専門クリニックを受診することにしました。

ところが、事情を聞いた医師には「この間までうつ病の薬を飲み続け、しかも年齢も年齢なんだから、もう子どもはあきらめなさい」といわれ、なんと診察さえしてもらえなかったそうです。

Aさんご夫婦はショックを受けましたが、気を取り直し、この年だからもう子どもは望まずに、これからは夫婦2人の生活を楽しもうと決めました。

そんなとき、生理が止まってしまったのです。すでに47歳になっており、「更年期かな」と思っていたところ、だんだんと体重が増えてきました。更年期になって体重まで増えては大変と、階段の上り下りをしたりダイエットをしたりしていたAさん。そこではたと気づくのです。「もしかして、妊娠!?」と。

あわてて妊娠検査薬で調べたところ、見事に陽性。オーソモレキュラー療法はずっと続けていましたが、それを聞いた私もびっくりです。妊娠経過も順調で、48歳で自然分娩されました。

Aさんは**オーソモレキュラー療法で体の土台を整えていたからこそ、妊娠しやすかった**といえるでしょう。今でも忘れられない、思い出深い患者さんです。このとき私は、オーソモレキュラー療法の底力を見たような気がして、不妊治療に貢献していこうと心に決めたのです。

「卵子の老化」「精子の老化」に栄養で対抗！

近年、「卵子の老化」「精子の老化」について知られるようになってきました。

卵子のもととなる原始卵胞は、生まれたときにすでに一生分がつくられています。その数は産まれた時点で約２００万個ですが、初潮を迎え思春期には30万～50万個に減ります。卵子の数は年齢を重ねるごとに減っていき、閉経を迎える頃には１０００個程度にまで減少します。

卵子は入れ替わることなく、新しく産生されることもないため、年月とともにその数は減っていき、基本的には質も低下していきます。つまり、卵子も年をとっていくのです。

不妊治療をされる女性のほとんどがまず受けることになる血液検査に、AMH(抗ミュラー管ホルモン)検査があります。

AMHは卵巣予備能といって、卵子がどれくらい残っているか、その量を推定する検査です。

AMHは、成長途中の卵胞内の細胞から分泌されるホルモンで、この値が低いと卵子の量が少ないと推定されるため、早い段階で体外受精にステップアップするかどうかの検討材料になります。

たしかにAMH値が低ければ、それだけ不妊治療の効率は下がり、期間が限られてしまうのは事実です。AMH値は、個人差はあるものの、基本的に年齢とともに下がっていきます。ですから不妊治療をスタートしたあと、時間が経つにつれてあせりが出てくる気持ちもわかります。

ただし、AMH値が低いからといって、妊娠が成立しないということではありません。

AMH値が低いことは、あくまでも残っている卵子の数が少ないというだけであり、妊娠しにくいわけではありません。なぜならAMH値は、卵子の「質」を測っているわけではないからです。数が少なかったとしても、卵子の質が上がれば、AMH値にかかわらず妊娠の可能性はあります。

オーソモレキュラー療法をおこなうと、この卵子の「質」がよくなります。それだけでなく、なぜか基本的には上がるはずのないAMH値が上がってしまう人もいます。卵子のもともとの数は決まっていますから、オーソモレキュラー療法によって数が増えることは考えられません。

では、なぜAMH値が上がるのでしょうか。

あくまでも推測ですが、オーソモレキュラー療法によって、もともと存在していたけれどもカウントさえされなかった原始卵胞が元気になった、ということが考えられます。眠っていた原始卵胞がどんどん目覚めはじめたのです。

ここで実際にオーソモレキュラー療法によってAMH値が改善された患者さんの経過を紹介しましょう。

その方がクリニックを受診したのは43歳のとき。不妊症の主治医からは、すでにAMH値が下がっており、早期に採卵ができなくなる可能性があるといわれていました。しかし、なかなか採卵ができず、できても胚盤胞に至らないことが続いているということでした。

初診時の血液検査では、鉄や亜鉛などのミネラルの不足、ビタミンB群、ビタミンDの不足、たんぱく質代謝の低下、さらに微小な血栓ができやすい状態であることがわかりました。主治医からは、AMH値のデータから採卵期間が限られているといわれていましたが、まずはこのような栄養状態の改善を優先することを提案し、毎月の採卵をお休みしてもらうことにしました。

7カ月間、集中的にオーソモレキュラー療法に取り組んだ結果、3回目の血液検査で、初診時に指摘された栄養の問題点はほぼ改善し、疲れにくくなり、月経に伴う不調も改善、お肌の調子などもよくなっていました。

この期間のAMH値の変化は、初診時1・03（ng／mℓ）↓2カ月後1・4↓4カ月後1・7↓7カ月後2・1となり、その直後の採卵から2個の卵子が胚盤胞まで進みました。また着床率の指標になる胚盤胞のグレード分類でも、以前はBCだったものが治療後はＡＡとなりました。不妊治療の主治医には不思議がられていたとのことですが、オーソモレキュラー療法では決して珍しい経過ではありません。

一方の精子についても、加齢とともに運動率や正常形態率（奇形ではないこと）、精液量が低下するといわれています。

ただ、卵子と違うのは、精子は常に新しいものがつくられていること。ですから卵子ほど年齢が大きく影響することはありません。

逆にいえば、精子は毎日つくられるからこそ、栄養が効果を発揮するともいえます。**オーソモレキュラー療法をおこなっている男性の場合、早い人では2週間後の精子の様子が変わってくることもあります。**つまり、反応がとても早いのです。

「老化」の本質は、細胞の機能低下

「卵子の老化」「精子の老化」というと嫌な言葉ですが、いい換えればそれは「機能の低下」です。

機能低下には年齢が深くかかわっています。ただ、矛盾するようですが機能が下がるのは年齢だけが理由ではありません。そこには栄養や自律神経の乱れ、ストレスなどがかかわっています。

オーソモレキュラー療法は、卵子と精子の機能を上げるのに効果を発揮します。

卵子と精子が受精するためには、まず精子の機能がアップすること＝精子のパワーが必要です。ただし受精をして受精卵となってからは、もともと卵子に備わっていたパワーにかかってきます。

考えてみてください。受精卵は細胞分裂を繰り返して、やがて子宮内膜に着床し、胎盤ができ、胎児が母体から血液を通して酸素や栄養分を取り込むようになります。そこまで行くのに、どれだけのパワーが必要でしょう。分裂を繰り返し、子宮に根を張り、母体から血流をもらえるようになるまで、頼りになるのは、もともとの卵子に備わったパワーだけなのです。

逆にいえば、パワーを備えた機能性の高い精子と卵子があるからこそ妊娠が成立し、子宮のなかで元気に育ち、赤ちゃんとして誕生することができるともいえます。そこには、栄養が非常に大きな役目を果たしています。

だからこそ、ぜひご夫婦でオーソモレキュラー療法に取り組んでいただきたいのです。

食事を見直せば、精子の質もよくなる

男性不妊の症状は、女性よりも自覚しにくいものです。

多くの場合、妊活をしても妊娠に至らず、精液検査をしてはじめてわかることになります。

男性不妊の原因は、大きく分けて、

①造精機能障害
②性機能障害
③精路通過障害

の3つがあります。

①の造精機能障害は文字通り、一定数以上の精子をつくる力、形の正常な精子や活動性の高い精子をつくる力が低いことをいいます。精子の数が少なくなったり、精子の動きが悪くなったり、奇形率が高くなったりするため、受精する力が低下しています。男性不妊のほとんどが造精機能障害による精液異常です。

さまざまな原因がありますが、ほとんどのケースで原因は不明です。

②の性機能障害には、性交障害（ＥＤ）と射精障害があります。性交障害は、男性性器の勃起不全により性交ができない状態です。原因は動脈硬化や糖尿病を一因とする神経性、血管性のものもありますが、最も多いのは、ストレスなどの心因性のＥＤです。タイミング指導をおこなう場合に、性行為そのものがプレッシャーとなり、ＥＤをきたすケースもあります。また勃起挿入はできるものの、射精のプレッシャーから膣内射精ができないケースもあります。

射精障害は、射精しても精液が膀胱内に逆流してしまう逆行性射精や、精液が出なくなる無精液症、早漏・遅漏など本人が満足のいく射精ができない場合もあります。

③の精路通過障害には、精子はつくられているものの、精子の通り道（精路）のどこかが閉塞しているため、精液のなかに精子が出てこない閉塞性無精子症があります。精子は精巣でつくられたあと、精巣上体や精管、射精管を経て尿道を通って精子と精液が混ざりますが、精巣上体や精管などの精路が詰まってしまうために起こります。

これらの3つの原因のうち、**「①造精機能障害」「②性機能障害」に関しては、オーソモレキュラー療法で改善の可能性があります。**

次に、適切な栄養の摂取によって、精子の質がよくなった例を紹介しましょう。

ケース2 精子の数、運動率、奇形率がすべて改善した男性

Bさん（36歳）は、不妊治療専門クリニックで精液検査をおこなったところ、精子の数も少なく質も悪いといわれ、妻に付き添われて相談に来ました。当時の精液の検

36歳男性の経過

精子の状態

	基準値	初診時	6カ月後
精液量（mℓ）	1.5以上	0.8	1.5
数（100万/mℓ）	40以上	118	190
運動率（%）	40以上	13	47.8
奇形率（%）	15以下	23	6.0

オーソモレキュラー療法をはじめて半年後、精液の量、精子の数、運動率が大幅にアップする一方で、奇形率の低下が見られた。

査結果を見ると、たしかに精液そのものの量、精子の数、運動率は低く、奇形率は高くなっていました。

話を聞くと、33歳のときからおなかに不調があり、下痢をしやすく、最近はとくに疲れやすくなったといいます。さらに話を子どもの頃にさかのぼると、小さいときから肌が弱く、手のひらの皮膚が乾燥してむけてくるほどだったそうです。

実は、血液検査をする前から予想できたことがあります。腸が弱く皮膚も弱くて皮がむけるという症状は、ビタミンAと亜鉛欠乏の典型的な症状なのです。

つまりBさんは、もともと「栄養不足」の状態だったのです。

食事指導とともに、亜鉛、ＤＨＡ、ビタミンＢ群、ビタミンＤのサプリメントを処方したところ、半年後の精液検査の結果を見て、びっくりです。なんと量は０・８㎖から１・５㎖と約２倍に、数は１１８から１９０に、運動率は13％から約48％に上がり、奇形率は23％から６％に大幅ダウン。これには不妊治療のドクターも驚いたそうです。

男性に対するオーソモレキュラー療法は、効果がわかりやすく表れるのが特徴です。精子は常につくられ続けるため、栄養をため込む力はありませんが、適切にとり続けることによって、確実に効果が数値となって表れやすいのです。

不妊治療とも並行してできる

オーソモレキュラー療法は、不妊治療とも並行しておこなうことができます。まずは不妊治療にオーソモレキュラー療法をプラスして妊娠した方のエピソードを２つ、ご紹介しましょう。

ケース3

2回の人工授精、3回の体外受精を経て、栄養を見直して43歳で妊娠

Cさんは43歳。1年半前に結婚し、半年後から不妊治療専門クリニックで治療をスタートしました。人工授精を2回、体外受精を3回おこなうものの、妊娠に至らなかったため、別のクリニックに転院。2回目の体外受精で妊娠しましたが、妊娠12週で残念ながら流産してしまいました。

その後、AMH値が低下していると指摘され、主治医に「もう時間的に余裕がないですよ」といわれ、気持ちはあせるばかり。体重を落とすように指導もされていたため、運動をしたり、毎日1万歩歩いたりしましたが、一向に体重が落ちません。

代謝を上げて、標準体重をキープしたい、体質を改善して、次の妊娠に備えたいとの思いから、私のクリニックを受診したのです。

結果からいうと、なんと初診から8カ月後に妊娠し、妊娠経過も順調、無事に出産されました。1年半も不妊治療をし、体外受精をして流産も経験されて心身ともに追

い詰められていたCさんでしたが、あっけないほどでした。

初診時の血液検査では、低たんぱくで栄養状態が悪いことを示していました。

加えて鉄欠乏もひどく貧血も見られ、これでは妊娠は難しいだろうという数値でした。ただ、Cさんのヘモグロビン値は通常の健康診断などの診断基準では「貧血」といわれる数値ではなく、標準値の範囲内です。一方、オーソモレキュラー療法では貯蔵鉄と呼ばれる「フェリチン」に注目します。そのフェリチン値は38から78に上がりました。血液中のたんぱく質の指標となるアルブミン値は、3・7から4・5に上がり、総たんぱくも6・4から7・4に。

まず、低糖質で高たんぱくな食事に変えてもらい、必要に応じてサプリメントを処方しました。激しい運動はしないように指導し、歩く程度にしてもらいました。Cさんのような方には、無理な運動は逆効果なのです。

その結果、毎日どんなに運動してもやせなかったのが、初診時24だったBMI（体格指数。標準値は22）は、妊娠判明直前には22・4になっていました。なかなか体重が落ちなかった原因は、2章でお話しする「血糖値スパイク」にありました。

体調ももちろんですが、とくにメンタル面での改善が目立ちました。Cさんはスト

43歳女性の経過

血液検査データ

	初診時	4カ月後	8カ月後
総たんぱく（g/dℓ）	6.4	7.1	7.4
アルブミン（g/dℓ）	3.7	4.4	4.5
赤血球数（万/μl）	309	405	438
ヘモグロビン（g/dℓ）	9.4	11.7	13.0
フェリチン（ng/mℓ）	38.6	64.4	78.5
血清鉄（μg/dℓ）	79	97	199
血清亜鉛（μg/dℓ）	65	126	119
1.5AG（μg/mℓ）	8.1		18.0

体重（BMI）の変化

	初診時	4カ月後	8カ月後
BMI値	24.0	22.8	22.4

BMI（体格指数）は体重（kg）÷身長（m）÷身長（m）で算出。標準値は22。

人工授精を2回、体外受精を3回おこなったが妊娠せず。その後体外受精で妊娠するが流産。運動しても体重が落ちなかった。オーソモレキュラー療法実施後は、栄養状態が改善し、標準体重に。初診から8カ月後に妊娠成立。

レスが多く、日頃からイライラしがちで、生理前には気分が沈み、体調不良が出やすい状態でしたが、栄養が改善するにつれて、それもすっかりなくなりました。

標準体重となり、栄養状態も整い、心も元気を取り戻したことで、妊娠に向かっていった好例です。

ケース 4

42歳で思いがけず3人目を自然妊娠

Dさんは、オーソモレキュラー療法の効果で思いがけず3人目を自然妊娠・出産しました。

Dさんはオーソモレキュラー療法を併用しながら、36歳、39歳のときに体外受精でお子さんを授かっていました。

彼女の夫は仕事でパソコン作業が多く、目の疲れを訴えていたため、私のクリニックでビタミンAのサプリメントを処方していました。Dさんも2人目の出産後も忙しく働いていることもあり、食事に気をつけ、サプリメントも服用して体調をキープしていました。

そして3人目を妊娠して出産。事情を知らない私はDさんに、「3人目も体外受精したの？」と尋ねると、「自然妊娠したんです」というのです。

私も驚きましたが、本人がいちばん驚いたようです。なぜなら、子ども2人を体外受精した理由は、不妊治療の専門医に「あなたたち夫婦は絶対に自然妊娠はできない」といわれていたからなのです。夫は精子に問題があり、Dさんには卵管に問題がありました。3人目の妊娠時は40歳を過ぎていましたから、そんな状態で自然妊娠は考えられなかったのでしょう。

「子ども2人を体外受精したのに、3人目が自然妊娠なんて……」と戸惑いつつも、嬉しそうに話してくれました。

オーソモレキュラー療法を取り入れていたのは、妊娠のためではなく、あくまでも健康のため。それでもめでたく妊娠に至ったのです。ご夫婦ともに日頃から栄養状態を良くしておくことが妊娠につながることを証明してくれたエピソードです。

男性の精子に問題がある場合は、ほとんどのケースで体外受精を選択してしまうかもしれません。ただ、そのような場合にこそ、まずはオーソモレキュラー療法を取り入れることを検討してみてください。体外受精がうまくいく可能性を高め、場合によっては自然妊娠を望める可能性があるのです。

また、オーソモレキュラー療法は、まだ不妊治療をスタートしていない人にとっても抵抗感がなく、はじめやすいでしょう。理想をいえば、**不妊治療をおこなう前にオーソモレキュラー療法で体を整えておくのがベスト**です。体のベースを整え、細胞から健康になってから不妊治療をスタートしたほうが、無駄なお金やストレスもかからずにすみます。

すでに不妊治療をスタートしている人も不妊治療と並行してオーソモレキュラー療法をおこなうことで、妊娠しやすい体づくりができ、より妊娠に近づくことができるでしょう。

コラム

妊活以外にも取り入れられているオーソモレキュラー療法

オーソモレキュラー療法は、ライナス・ポーリング博士（ノーベル賞を2度受賞した量子化学者・生化学者）とエイブラム・ホッファー博士（生化学者・精神科医）という2人の化学者の出会いによって誕生しました。

オーソモレキュラー療法はもともと1960年代に、精神疾患の治療としてスタートしたものです。ナイアシン（ビタミンB3）が不足することによって起こる「ペラグラ」という病気では、幻覚や妄想などが起こります。それらの症状は統合失調症と共通するため、ホッファー博士が精神疾患の治療に応用したのがはじまりでした。

それにより、ある栄養素の欠乏によって心身に不調が見られるとき、不足している栄養素を補うことで、病態や体のトラブルの治療ができるということがわかったのです。

こうして誕生したオーソモレキュラー療法は、その後、がん、アレルギー疾患、慢性炎症疾患など広い領域で応用されるようになり、今では病気の治療だけでなく予防、美容やアンチエイジング領域、骨折やケガの治りを早くする外科的な領域、発達障害の治療にまで広がっています。

そしてこの本でも紹介しているように、不妊治療の分野においても、効果を上げているのです。

オーソモレキュラー療法は「栄養不足」をなくすことで不調の改善を目指すものですが、「至適量（最適量）の栄養素を補う」ということがポイントとなります。ここでいう至適量とは、一般的な栄養学でいわれている年齢や性別ごとの摂取基準値よりも、もっと厳密なものです。どれくらいの栄養が必要かは、個人差や遺伝的な要素によって異なります。そこでより効果を上げるために、詳しい血液検査をして、その人に合った内容と量のサプリメントを処方するようにしています。

なお、オーソモレキュラー療法で処方するサプリメントは本来の体の構成成分であり、生体内物質です。薬のような異物ではないので、医師の指示にしたがって適切な量を服用すれば、副作用もありません。

体にとって安全で、しかも不調の根本に働きかける治療法なのです。

2
章

夫婦で「妊娠体質」に変わるヒント

妊活の大敵「糖質」の問題点

赤ちゃんがやってこないのは「食事」のせい？

不妊に悩む夫婦には、共通する食事の傾向があります。とはいえみなさん、妊娠を考えているくらいですから、極端に体に悪い食事をしているわけではないのです。

「妊娠には食事が大切」というのは常識であり、厚生労働省も「妊娠前からはじめる妊産婦のための食生活指針」をまとめています。若い世代に向けて「妊娠前」から健康な体づくりをしましょう、と啓蒙《けいもう》している点は、高く評価すべきだと思います。

ただ、その中身を見てみると、昔から変わらず「バランスの良い食事をとりましょう」という流れがあり、主食を中心に50〜65％のエネルギーは炭水化物からの摂取をすすめています。しかしこれでは糖質過多になり、妊娠に悪影響を与えてしまう可能性があります。それ以外にも、妊娠を妨げてしまう「栄養トラブル」にはさまざまなものがあります。次のページのチェックリストを、ぜひご夫婦でやってみてください。思いがけない栄養トラブルが隠れているかもしれません。

夫婦の「栄養トラブル」チェックリスト

男性、女性に共通する「栄養トラブル」のタイプがわかるチェックリストを作成しました。
普段の食生活や生活習慣を振り返ってみて、以下の項目に当てはまるものをチェックしてください。

（いくつでも可）

	初診時	チェック
1	朝食はとらないか、スムージーや野菜ジュースのみ	
2	食事はごはんやパン、麺類（炭水化物）のみですませることが多い	
3	食事代わりにスイーツやスナック菓子をとる	
4	間食に甘いものをよく食べる	
5	甘い飲み物（清涼飲料水、スポーツ飲料など）をよくとる	
6	寝る前（2時間程度）に食事をとることがある	
7	小麦製品をよくとる（パン、パスタ、うどん、ケーキ、クッキーなど）	
8	乳製品をよくとる（牛乳、ヨーグルト、アイスクリーム、チーズなど）	
9	毎日食べている食材がある（卵、牛乳、納豆、豆腐など）	
10	食物繊維をほとんどとらない（野菜や海藻、きのこ類など）	
11	太っている（BMI：25以上で肥満／30以上で高度肥満）	
12	お酒をよく飲む	
13	タバコを吸っている	
14	ハードな運動をしている	

診断結果

いちばん多くチェックがついたものが、その方の「栄養トラブルタイプ」になります。
チェックした数が同じ場合は、複数のタイプに該当します。

1〜6にチェックが多かった人

A――「血糖値スパイク」タイプ

糖質のとりすぎで食後に血糖値が上がり、体内で「糖化」が進んでいる可能性があります。糖化は男女ともに妊活の大敵。女性の場合、1〜3に該当する人は、同時にたんぱく質も不足傾向にあります。

7〜10にチェックが多かった人

B――「腸トラブル」タイプ

アレルギーや腸内環境の悪化により、腸の粘膜が荒れている可能性があります。その結果、体内に未消化の物質やウイルス、細菌などの異物が入ってきたり、血糖値が上がりやすくなったりします。

11〜14にチェックが多かった人

C――「酸化」タイプ

体内で活性酸素が発生する「酸化」は、細胞を傷つけて、細胞の機能低下や老化を招きます。卵子や精子も酸化で機能が低下します。また、酸化は糖化をさらに進行させてしまいます。

男女共通の栄養トラブル

A 「血糖値スパイク」タイプ

1〜6にチェックが多くついた人は、「血糖値スパイク」タイプです。

日頃から糖質（炭水化物から食物繊維を除いたもの）をとることが多い人は、「血糖値スパイク＝食後高血糖」が起こっている可能性大。

この、**食後に急激に血糖値が上がることが問題**なのです。血糖値スパイクについてはこのあと詳しくお話しするので、ここでは簡単に説明しましょう。

食事をすると、食べ物に含まれている糖質の影響によって、血糖値（血液中のブドウ糖の濃度）が上昇します。これは誰にでも起こる反応で、正常な人の場合、血糖値はゆるやかに変化します。

ただそのなかに、食後に激しい血糖値の急上昇・急降下を繰り返す人がいます。この状態が「血糖値スパイク」です。血糖値の数値を表すグラフを見ると、上昇したピークがとがっていて、トゲのように見えることから血糖値スパイクと呼ばれています。

やっかいなのは、血糖値スパイクは食後の短時間だけ高血糖になること。そのため**健康診断や人間ドックなどで測る「空腹時血糖」では異常なしと診断された人でも、血糖値スパイクが起きている可能性があります。**血糖値スパイクによって体内で「**糖化**」(後述)が進み、これが妊娠を妨げる要因になっているのです。

血糖値スパイクが起こる原因は、**糖質過多の食事**です。妊活を考えている年齢の男女の多くは忙しく、食事もついごはん(炒飯や丼ものなど)だけ、パンだけ、パスタやラーメンなどの麺類だけになりがちです。

また、糖質過多の食事のメニューは、肉や魚や大豆製品などのたんぱく質も少なくなりがち。とくに女性の場合は、高糖質と同時にたんぱく質不足が起きると、妊活においてはまさにダブルパンチになります。

また、糖質過多の食生活が続くと、糖尿病になる可能性もあります。糖尿病は血管や神経にダメージを与えるため、男性の場合はＥＤになる可能性があります。その結果、妊娠を遠ざけてしまうこともあるのです。

食後に血糖値が急上昇する「血糖値スパイク」

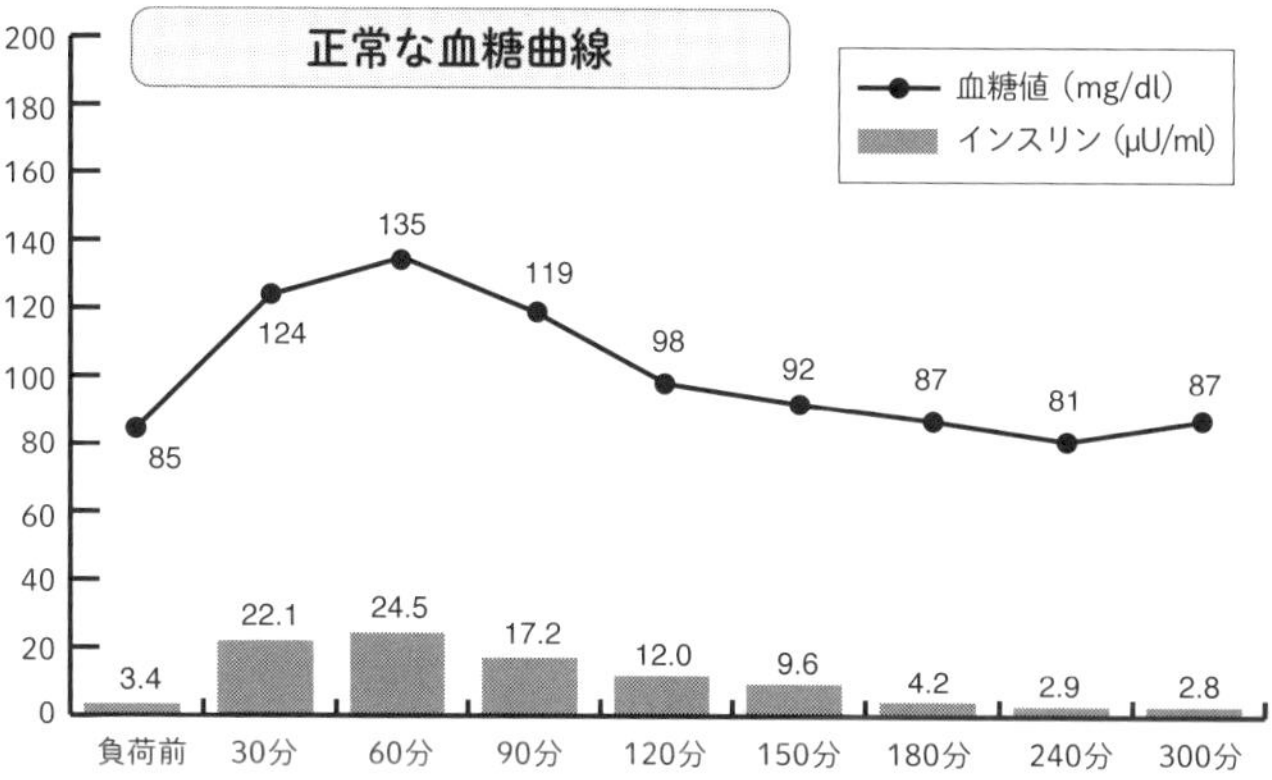

血糖値は空腹時血糖（負荷前＝食事前）よりも大きく下がることはないため、糖化が起こらず、メンタルも安定した状態が続く。

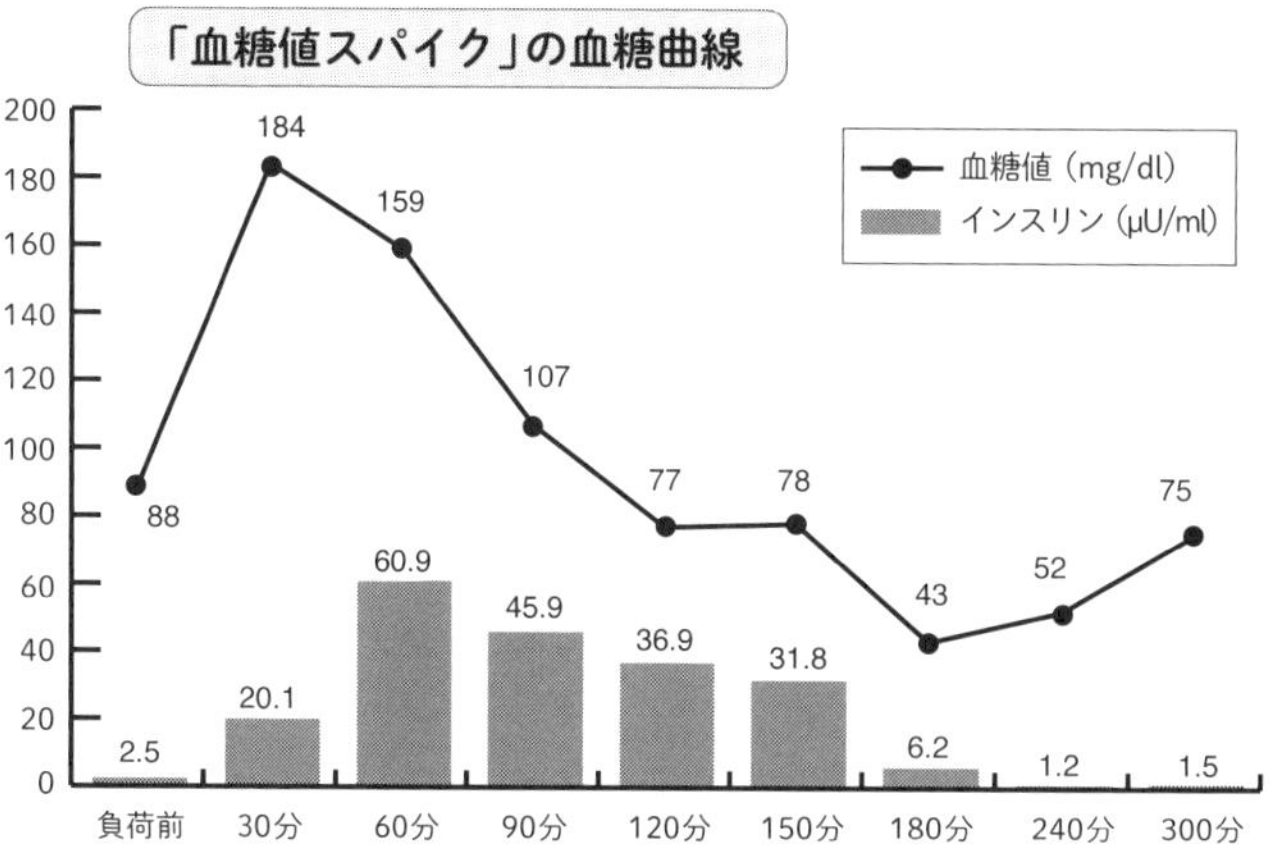

急激に血糖値が低下し、180分後には空腹時血糖（負荷前＝食事前）の50％まで低下している。このような「血糖値スパイク」はイライラや集中力低下を招く。また、血糖値が160mg/dlを超えると糖化が進み、卵子にも悪影響を与えてしまう。

B

「腸トラブル」タイプ

7～10にチェックが多くついた人は、「腸トラブル」タイプです。

チェック項目の内容から一目瞭然ですが、パン、パスタ、うどん、ケーキ、クッキーなどの**小麦製品**や、牛乳、ヨーグルト、アイスクリーム、チーズなどの**乳製品**をよく食べることによって、腸にトラブルが起きたり、腸内環境が悪くなったりします。

小麦製品には、グルテンという成分が多く含まれています。グルテンを含む食品は、チェック項目に挙げたもの以外にも、パンケーキやマフィン、ドーナツなどのあらゆるスイーツ、ギョウザの皮や揚げ物の衣、中華まん、シリアル、カレーのルーなどたくさんあります。いまやグルテンをとらない日はないといってもいいほどです。

一方、**乳製品には、カゼインという成分が多く含まれています。**カゼインを含む食品は、乳製品全般です。

実はこの**グルテン、カゼインが腸の粘膜に炎症を引き起こす可能性がある**のです。

ご存じの通り、腸には食べたものを分解し、消化・吸収する働きがあります。消化とは、大きな分子を小さな分子にすることです。小さな分子にすることで食材がもともと持っていた特性をなくし、アレルギーの原因になることを防いでいるのです。

そして吸収の際に重要な働きをするのが、腸の粘膜です。健康な腸の粘膜は目の細かいザルのようになっていて、大きな分子のものは通しません。一方、炎症を起こした腸の粘膜は、目の粗いザルのようになってしまい、大きな分子のものも通してしまいます。その結果、食材が大きな分子のまま吸収されてしまい、それが抗原となってアレルギーが起きたり、本来取り込まれることのない異物が侵入してきてしまったりするのです。

つまり、**グルテンやカゼインによって腸の粘膜に炎症が起こると、アレルギーを招いてしまう可能性がある**ということです。

そしてなにより、**腸の粘膜が荒れた状態になると、血糖値も乱れやすくなります。**目の粗いザル状態の腸粘膜では、糖質の吸収も速くなります。そのため、血糖値の急上昇・急降下が起こり、「血糖値スパイク」を招いてしまいます。腸のトラブルは、さまざまな不調にかかわっているのです。

C 「酸化」タイプ

11〜14にチェックが多くついた人は、「酸化」タイプです。

先述したように、酸素を使ってエネルギーをつくり出しているところには、必ず活性酸素が発生します。私たちが生きている限り、活性酸素の発生は避けられません。「活性酸素＝悪いもの」と思ってしまうかもしれませんが、活性酸素には体内で細菌やウイルスを撃退する働きがあり、体にとって必要なものです。

問題なのは、活性酸素が増えすぎること。

飲酒や喫煙などをしていると、体内ではそれを無毒化するために活性酸素が発生します。また、**ストレスや紫外線**なども活性酸素を増やす要素の1つです。

活性酸素が増えすぎた状態が「酸化」です。酸化は、病気の引き金になったり、老化を促進したりするなど、さまざまな悪さをします。

酸化とは、いってみれば**体のサビ**。「酸化」は、細胞を傷つけて、細胞の機能低下や老化を招きます。わかりやすいのはシミ、シワ、たるみです。肌が紫外線などによる酸化でダメージを受けて肌老化を起こしているのです。

妊娠に関係するところでは**酸化は精子にも影響を与えます。**精子の運動率を低下させ、数も減らしてしまうのです。また、すでにお話ししたように、**卵子に多く存在するミトコンドリアも酸素をたくさん使うため、活性酸素が発生しやすくなっています。**

このように、精子と卵子にとって、その機能を低下させてしまう酸化は、妊娠の大敵なのです。さらには、血糖値スパイクによって起こる「糖化」（後述）は、酸化の原因になることも知られるようになりました。

また、糖尿病などの生活習慣病とも関連しますが、**肥満は酸化を引き起こします。**男女とも肥満があると、不妊に影響することがわかっています。

だからといって、やせようと激しい運動をするのはNG。実は、激しい運動をしているときも同様に、活性酸素が発生しているからです。活性酸素の発生を考えると、適正体重に戻すための運動をするなら、軽めの運動のほうがいいでしょう。

オーソモレキュラー療法的なアプローチとしては、酸化に対抗する抗酸化の栄養素を積極的に取り入れることも、1つの方法です。

栄養トラブルの根本にある「血糖値スパイク」

これまで説明してきた3つの栄養トラブルのなかでも圧倒的に多いのが、Aの「血糖値スパイク」タイプです。この血糖値スパイクこそが、男女ともに妊活の妨げになるのです。

「どうして血糖値が妊娠と関係するの？」と疑問に思われるかもしれませんね。

その理由は「**糖化**」にあります。

糖化はいってみれば「**体のコゲ**」です。もっと難しい言葉で説明すると、グルコース、フルクトースなどの単糖類が体内のたんぱく質とくっついてしまう反応のことをいいます。

どういうことかというと、糖はもともと体内にあるたんぱく質にくっつきやすい性質があります。糖がたんぱく質とくっつくと、もとのたんぱく質の機能を落としたり、機能そのものをなくしてしまったりします。しかも糖の濃度が高ければ高いほど、くっつきやすくなる性質があるのです。だから**血糖値が上がれば上がるほど、糖化が進んでしまいます。**

砂糖が入っていないホットケーキミックスを焼くと、どれだけ焼いても白いままです。そこに砂糖を入れると、私たちがよく食べる、茶色く焼けたおいしそうなホットケーキができます。茶色くなっているのが、まさに「糖化」です（これをメイラード反応といいます）。小麦粉や卵のたんぱく質に糖が結びつき、加熱によって糖化したのです。

砂糖の量が増えれば増えるほど、濃い茶色に焼けるのは、まさに血糖値が上がれば上がるほど糖化が進むことを意味しています。

私たちの体は、頭の先からつま先まで、たんぱく質でできています。髪の毛や皮膚だけではなく、内臓や筋肉、血管、骨の一部、ホルモンもたんぱく質が原料です。

血糖値が上がった状態が長く続けば、体内のいたるところで糖化が起き、たんぱく質の機能が低下してしまいます。それが**老化や病気**につながるのです。この元凶となるのが「血糖値スパイク」というわけです。

もちろん、精子や卵子もその影響を受けます。これらはたんぱく質を含んでいるからです。

とくに血糖値スパイクの影響が大きいのは卵子のほう。毎日のようにつくられる精子と違って、卵子のもととなる細胞はお母さんの体内にいるときすでにつくられています。つまり**糖化があると、卵子はその間ずっと糖化の影響を受け続ける**ということ。血糖値スパイクが起きている期間が長ければ長いほど、卵子の機能低下が進んでしまうのです。

「卵子の糖化」でいい卵が採れなくなる

卵子や精子をできるだけいい状態に保つためには、血糖値が高い時間帯をできるだけつくらないようにすることが大切です。

2018年に発表された中国での論文では、体外受精をしている方の卵胞液を調べると、**AGEs《エイジス》値**が高かったという報告もあります。

AGEsは、**終末糖化産物**などと訳されます。これが先ほどお話しした「コゲ」のことです。食事などで過剰に摂取した糖とたんぱく質が結びついた糖化によって生成される老化物質です。

卵胞液にAGEsが多い＝卵胞液の糖が高いということになります。すると、どうなると思いますか。

採卵できる数が少なくなる、または採れても質が悪いものが多くなる、結果として受精率が下がってしまうのです。

AGEsは、それ自体が活性酸素を発生させるもととなるため、卵子の質を落としてしまいます。卵胞液のなかの糖は、基本的に血糖値と深くかかわっていますから、やはり血糖値をどれだけコントロールできるか、いかに血糖値スパイクをつくらないかが重要です。

血糖値スパイクが起きているかを知る方法

血糖値スパイクが起きるということは、食後一時的に血糖値が高くなることです。

この一時的に血糖値が高くなったときに、一気に糖化が進んでしまうので、注意が必要です。

しかし、食後に血糖値スパイクが起きているといわれても、ピンと来ないかもしれませんね。それも当然のことで、「今、私の体に血糖値スパイクが起こっている」と自覚ができる人はまずいません。

血糖値スパイクが起きているかどうか調べるには、いくつか方法があります。

1つが**持続血糖測定器を使って測定する方法**。シールのようなセンサーを腕に貼り付け、血糖値の変化を持続的に測定するものです。今は入浴時もそのまま使うことができたり、スマホで変動をリアルタイムで見ることができたりするものもあります。

もう1つが、**5時間糖負荷検査**です。空腹時にブドウ糖溶液を飲み、30分後、1時間後、2時間後……と時間を区切り、5時間にわたり採血をして血糖値やインスリンというホルモンを測定します。この結果をグラフにしたものが63ページの図です。

このほかに、**血液検査で1・5AGを測る方法**もあります。1・5AGは食べ物に含まれるブドウ糖によく似た成分です。糖尿病の診断で使われることがある検査項目ですが、通常の保険診療では検査されることはほとんどありません。

血糖値が高いと尿中に余分な血糖が排泄されるため、尿糖が出ます。そのため、尿糖が出れば血液中の1・5AGは少しずつ減ってくるはずです。ですから、1日のどのタイミングで測っても1・5AGが低い場合は、血糖値スパイクがあって尿に糖が出てしまっている、ということになります。私は妊娠希望の人には全員1・5AG検査をおこなって、血糖値スパイクがあるかどうかをチェックしています。

ただ、1・5AG検査の問題点もあります。日本ではその基準値が甘すぎて、血糖値スパイクが見逃されてしまうことが多々あるのです。

とはいえ、これまで述べてきたような測定器や検査によって血糖値スパイクを調べるのはなかなかハードルが高いと思います。まずは74ページの「血糖値スパイク」チェックリストでチェックしてみてください。

昼食後に眠くなって仕事ができない、午後に極端に集中力が落ちる人は血糖値スパイクが起きている可能性があります。

また、寝ている間に血糖値スパイクが起きている人もいます。寝ているときに体がこわばったり、しっかり寝ているはずなのに疲れがとれなかったりする人は、夜間に血糖値スパイクが起きているかもしれません。

「血糖値スパイク」（食後高血糖）チェックリスト

以下のような症状があれば、血糖値が急上昇する「血糖値スパイク」が起きている可能性があります。
食後の状態を振り返り、チェックしてみてください。

食後２時間以内

1	頭痛がする
2	発汗やほてりがある
3	動悸《どうき》がする
4	急に空腹感が出てくる

食後２～４時間後

5	手がふるえる
6	手足が冷える
7	強い空腹感がある
8	眠気がある
9	抑うつ感がある
10	集中力が低下する

睡眠中（夜間）

11	睡眠中に目が覚める（中途覚醒）
12	寝ても疲れがとれない
13	体がこわばる
14	歯ぎしりや食いしばりがある
15	寝汗をかく

正確な診断を受けたい場合は、オーソモレキュラー療法を実施している医療機関を受診してください。

腸トラブルや酸化も血糖値スパイクの引き金になる

前にも触れましたが、チェックリストのB「腸トラブル」タイプと、C「酸化」タイプも、その背景には「血糖値スパイク」がかかわっている場合があります。

Bの「腸トラブル」タイプでは、先にもお話ししたように、腸粘膜が荒れることにより糖質の吸収が速くなり、血糖値スパイクが起こりやすくなります。

またCの「酸化」タイプでは、酸化により糖化が進んでしまうという悪循環が起きてしまいます。

前項でAGEsは、それ自体が活性酸素を発生させてしまうと説明しました。だから、糖化が進めばAGEsが蓄積され、酸化も進んでしまいます。

糖化と酸化はそれぞれが別々に起きたり、どちらか一方だけが起きたりすることはありません。**糖化が起きれば酸化が起き、その酸化がまた糖化を促進してしまいます。**

「糖化＋酸化」のダブルパンチで、妊娠を遠ざけてしまうのです。

糖質のとりすぎが引き起こす「インスリン」の問題

糖質と聞くと、「糖質制限ダイエット」を思い浮かべる人もいるのではないでしょうか。

以前では考えられないほどスーパーマーケットやコンビニエンスストアなどで「低糖質」の食品が出回るようになり、糖質という言葉が当たり前に使われるようになりました。でもその一方で、「糖質＝太る」といったイメージだけが伝わり、正確な情報が伝わっていないような気がします。

そもそも、糖質とは何でしょうか。

糖質はたんぱく質、脂質とともに3大エネルギー源の1つです。糖質と炭水化物がイコールだと思われている方もいますが、**「炭水化物＝糖質＋食物繊維」で、炭水化物から食物繊維を除いたものを糖質といいます。**

もう知っている人も多いと思いますが、復習の意味で、糖質が多く含まれている食材についても触れておきましょう。

糖質という言葉から、甘いもののみに含まれていると思われがちですが、**米**、**パン**、**麺類**など、食事のときに手軽にとることができる、いわゆる「主食」と呼ばれるものや、**イモ類**、**果物**、**調味料（ケチャップやソースなど）**、**清涼飲料水**、**ビールなどのアルコール（焼酎やウイスキーなどの蒸留酒を除く）**などにも含まれています。

もちろん、3大エネルギー源といわれるくらいですから、人間のエネルギー源となる栄養素であり、ある程度は必要です。「とりすぎ」が問題なのです。

糖質をとると、体のなかで消化・吸収され、グルコース（ブドウ糖）になって血液中に入りエネルギーになります。この**血液中のグルコースの濃度が血糖値**です。

血糖値は、健康な人でも通常の食事をするだけで上がります。

私たちの体には、ホルモンによって血糖値を一定の範囲に調整する機能が備わっているため、食事をして血糖値が上がると、膵臓《すいぞう》からインスリンというホルモンが分泌されます。インスリンによって血液中の糖分が全身の細胞に取り込まれると、エネルギーとして利用され、血糖値が下がります。こうして血糖値は、通常は食後数時間で正常な値に戻ります。

ところが米、パン、麺類やスイーツなど糖質の高い食品のとりすぎや、体質、腸のトラブルなどによって、血糖値が急激に上がってしまうと、血糖値を下げるためにインスリンが大量に分泌され続けることになります。するとインスリンを分泌する膵臓が疲れ果ててしまい、結果としてインスリンの調節がうまくいかなくなってしまいます。

このように、**インスリンの調節がうまくいかず、利《き》きが悪くなってしまう状態を「インスリン抵抗性」といいます。**

インスリンが十分につくられているのに、その効果が発揮できなくなると、血液中に糖があふれることになってしまいます。これが糖尿病につながるのです。

それだけではありません。**インスリン抵抗性は妊活にも影響を及ぼします。**

このインスリン抵抗性があるということは、血糖調節に異常があるということであり、ホルモンバランスも乱れます。

このあと詳しく説明しますが、インスリンが過剰分泌されている状態が続くと、排卵障害の要因になることもわかっています。質のいい卵子を維持するためにも、血糖値のコントロールは重要なのです。

インスリンの利きが悪くなる「インスリン抵抗性」

インスリンと血糖の関係

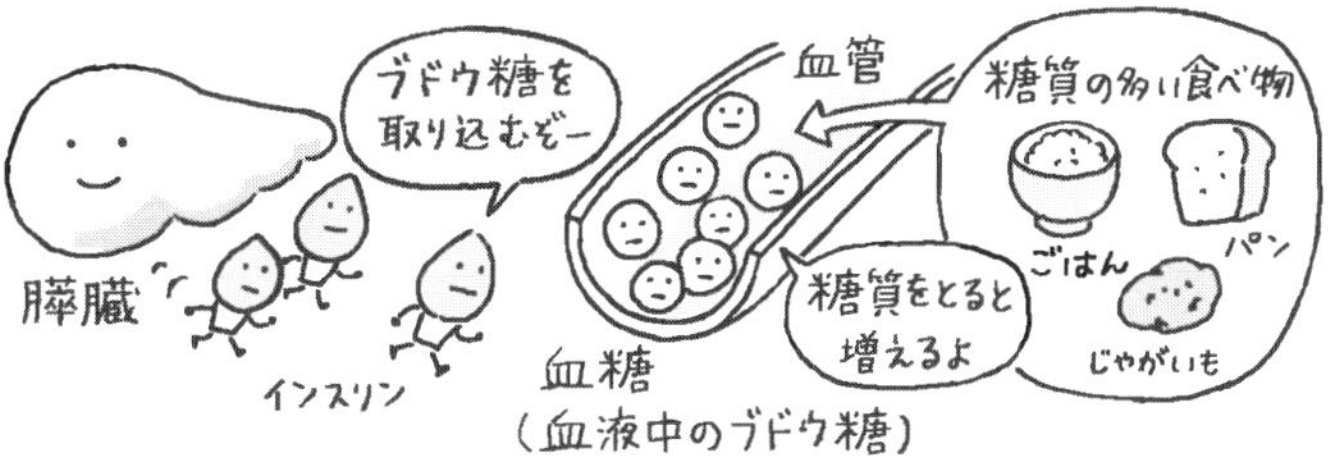

血糖値が上がると、膵臓からインスリンが分泌され、血糖(血液中のブドウ糖)が筋肉や脂肪などの細胞へと取り込まれることで、血糖値が下がる

正常な場合

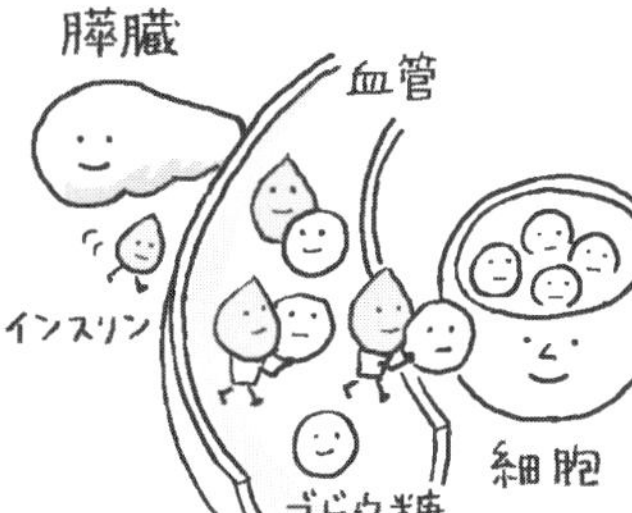

インスリンの働きにより
ブドウ糖が細胞に取り込まれる

⇩

血糖値が下がる

インスリン抵抗性がある場合

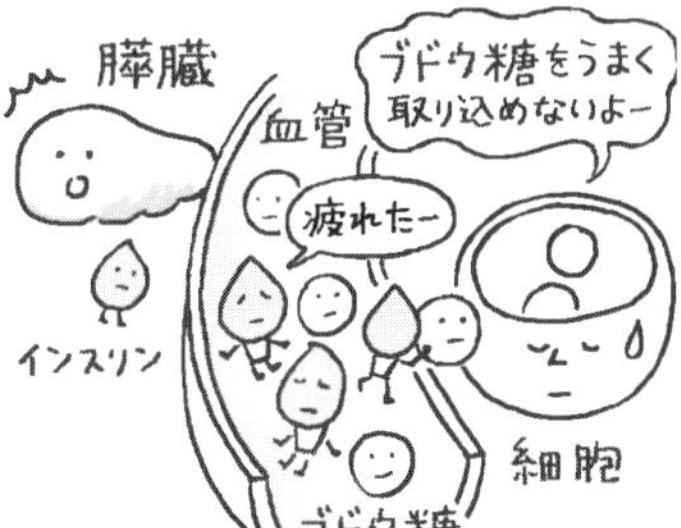

インスリンは分泌されているが、
その利きが悪くなり、ブドウ糖が
細胞に取り込まれにくくなる

⇩

高血糖の状態が続き、
ホルモンバランスが乱れたり、
糖尿病になる

ちなみに、いわゆる普通の「糖尿病」と「妊娠糖尿病」は違います。妊娠糖尿病は、妊娠中にはじめて発見、または発症した糖代謝異常のこと。妊娠前から糖尿病といわれていた人が妊娠した場合とは区別されます。

妊娠すると、胎盤から出るホルモンの働きでインスリンの働きが抑えられたり、胎盤でインスリンを壊す働きがある酵素ができたりするため、妊娠前に比べてインスリンが利きにくい状態（インスリン抵抗性）になります。その結果、血糖値が上がりやすくなってしまいます。

妊娠中に母親が高血糖だと、おなかの赤ちゃんも高血糖になり、さまざまな合併症が起こることがあります。そのため、妊娠糖尿病の妊婦さんは、妊娠中は血糖の管理を十分におこなって、食後高血糖を起こさないように食事にも気をつける必要があるのです。

女性の排卵障害には「インスリン」がかかわっていた！

排卵するまでの過程でなんらかの異常が起こり、卵が育たない、うまく排卵できない状態を、排卵障害といいます。

いくつかの原因がありますが、その1つに**多嚢胞性卵巣症候群（PCOS）**があります。

PCOSは、

①月経不順
②卵巣に小さな嚢胞（卵胞）がたくさんある
③男性ホルモンが高くなるなどホルモンのアンバランスが見られる

この3つが揃うと診断されます。卵巣にたくさん卵胞が見られるのに排卵しない、あるいは定期的な排卵が見られないため、不妊の原因になっています。

実は、**PCOSの女性の多くに、先にお話ししたインスリン抵抗性がある**ことがわかっています。

ＰＣＯＳの原因に「男性ホルモンが高くなる」とありますが、インスリン抵抗性があると、男性ホルモン（アンドロゲン）が高くなります。男性ホルモンは、卵胞の発育を抑制し、卵巣の外側にある膜を厚くしてしまいます。だから排卵できなくなってしまうのです。

実際、ＰＣＯＳの女性に、インスリン量を増やさない作用のある「メトホルミン」という糖尿病の薬を使うと、ＰＣＯＳが改善するだけでなく、妊娠率が高くなるなど、いい結果につながることもわかってきています。

ただ、日本ではまだメトホルミンはＰＣＯＳや不妊治療の目的では保険適用されないため、積極的に使っている医師は少ないのが現実です。

さらに驚くことに、ＰＣＯＳではない女性にも、この糖尿病の薬が効果を発揮したという報告もあります。

体外受精などを繰り返しても妊娠に結びつかない、糖尿病でない人にメトホルミンを服用してもらった結果、卵胞の発育などが改善して、妊娠率や妊娠継続率がアップしたという報告です。

「不妊症の治療に糖尿病の薬？」と驚かれるかもしれませんね。でも、そもそも遺伝子と生活習慣が影響する2型糖尿病と、不妊症の病因は共通点があるのです。

インスリン抵抗性はインスリンの利きが悪くなる状態なので、たとえば同じ量の糖質をとっても、インスリン抵抗性があると、血糖値がバーンとはね上がり、血糖値スパイクをつくってしまいます。

血糖値スパイクが起こると、卵や卵胞で一時的に血糖値が高い時間帯に糖化が進み、先ほども触れたように、卵胞内にＡＧＥｓ（終末糖化産物）が産生されてしまいます。そして卵や卵胞の糖化と酸化が進んでしまいます。実際、多嚢胞性卵巣症候群の卵胞内にも、ＡＧＥｓの一種が見られています。

いってみれば、これが全身で起こっている状態が2型糖尿病です。一方の不妊症の場合は、まったく同じことが卵胞で起こっているというわけです。

いちばんのポイントは、**糖尿病でなくても、血糖値スパイクがあるだけで不妊のリスクは高くなる**ということ。

一般的に健康診断や人間ドッグなどで血液検査をされる「空腹時血糖」で何の問題もなくても、あるいは糖尿病の診断基準をクリアしていても、食後、一時的に血糖値スパイクが起こっていれば、それは不妊の原因になり得るということなのです。

これらのことからも、妊娠を希望する人はどんな人でも、基本的に血糖値スパイクをつくらない食生活が重要であることがおわかりいただけると思います。

男性不妊にも「インスリン」が関係

インスリンは男性不妊にも影響を与えます。よく知られているのが、糖尿病とＥＤの関連です。

その理由はさまざまありますが、１つには、糖尿病によって血管の障害が起きているためです。

糖尿病には慢性合併症がありますが、慢性合併症は血管の病気です。

血糖値が高い状態が長く続くと、血管が傷ついたり、詰まったりして、血流が滞ってしまいます。糖尿病網膜症、糖尿病腎症、糖尿病神経障害は糖尿病の３大合併症と呼ばれていますが、これは細かい血管が傷つけられたり、末梢神経が障害されたりすることで起こります。

いうまでもなく、血管は体のすみずみまで栄養を運ぶ役割がありますが、血管障害によってその機能が落ちてしまい、神経障害によって神経も麻痺《まひ》してしまいます。この血管障害がEDにもつながっていると考えられています。

陰茎にも細かい血管が集まっているため、血流が悪化すればEDを引き起こす可能性が高くなるのです。

また勃起はしても射精に至らない射精障害にも影響しています。末梢神経が障害されると快感が得られず、これが射精障害につながっているのではないかといわれているのです。また、糖尿病の患者さんのなかには、射精に至るときに膀胱側に逆流してしまう逆行性射精が見られることもあります。

このような**糖尿病の血管障害は、実は血糖値スパイクが引き起こしている**ということが、だんだんわかってきています。

糖尿病の症状を軽度、中等度、重度と3段階に分けた場合、どの程度の患者さんであっても共通していたのは、血糖値スパイクが強い人ほど、血管障害が起こるということでした。そして糖尿病の度合いとしては重度と診断されている人も、血糖値スパイクがない人は血管障害が起きにくくなっていたのです。

つまり、糖尿病による血管障害の要因となっているのは、血糖値スパイクにあるということです。

インスリン抵抗性があると血糖値スパイクを引き起こすのは、前項でお話しした通りです。

そこで、男性不妊について考えてみましょう。

糖尿病のあるなしにかかわらず、インスリン抵抗性があり血糖値スパイクを繰り返し起こしていると、長い間に少しずつ血管障害が進みます。細かい血管の集合体である陰茎も、影響を受けないはずはありません。

やはりEDや射精障害などの男性の機能の低下の影には、血糖値スパイクが隠れているのだろうと考えられます。

妊活の食事の基本は、夫婦ともに「糖質制限」

この本が、ご夫婦で取り組んでほしい妊活の本であることには、理由があります。

ここまで読んでいただいておわかりのように、**男女ともに「糖質」をとりすぎることが妊活の妨げになる**からです。

「じゃあ糖質制限をすればいいのね」と思われた方、ちょっと待ってください。

ここでいう「糖質制限」は、単に糖質をゼロにすることではありません。糖質制限については、糖質制限ダイエットブームなどでかなり世の中に浸透してきていますが、単に糖質を減らす、糖質を食べないようにするということではありません。

ポイントは、**食後高血糖を防ぐ**ことです。

クリニックでは、不妊相談でいらっしゃる方すべてに、この食後高血糖を防ぐ食事のとり方をお話ししています。妊娠には「栄養不足」がかかわっていると述べましたが、**「栄養不足」以前の「栄養トラブル」を改善するだけでも、妊娠に大きく一歩近づきます。**

ではこれから、クリニックでお伝えしている食事のポイントをご紹介しましょう。

実践！「血糖値スパイク」を防ぐ食べ方のコツ

①高たんぱく、低糖質にする

注意してほしいのは、決して「低エネルギー（カロリー）」ではないということです。

繰り返しになりますが、「低糖質」＝糖質制限ダイエットと理解して、やみくもにカロリーコントロールをしようとする人がいます。糖質制限にばかり気を取られているると、知らないうちに摂取カロリーが減っていきます。

低エネルギーのままやせてしまうと、かえって妊娠をどんどん遠ざけてしまいます。

糖質制限をして低栄養になってしまっては意味がありません。

大切なのは**糖質をとりすぎないこと**。そして**たんぱく質をしっかりとること**です。

たんぱく質は、体の土台をつくる基本となる栄養素です。たんぱく質は常に消費され続けているため、朝昼晩、食事で供給し続けなければなりません。とくに吸収がよくおすすめなのが「朝のたんぱく質」です。朝から肉を食べるのは難しくても、魚や卵、納豆や豆腐なら食べられるでしょう。焼き魚が面倒な人は、しらす（ちりめんじゃこ）や鮭フレークでもいいでしょう。

1日にとってほしいたんぱく質の目安は、体重1kgあたり妊娠前の人で1～1・5g、妊娠中なら1・5～2gです。体重50kgの人なら妊娠前では50～75g、妊娠中で75～100gになります。ちなみに生卵1個に含まれるたんぱく質は6・5gあります。

② 血糖値を急激に上げないことを意識する

空腹時に糖質だけとると、血糖値はすぐにポンと上がり、上がりきったらストンと落ちます。これが血糖値スパイクです。

空腹の時間のあとにいきなり糖質――と聞いてまず思い浮かべるのは、朝起きていきなり甘いパンを食べる、果物がたっぷり入ったジュースやスムージーを飲むといったことでしょうか。いずれにしても、**食事を抜いたあとなど空腹時間が長い状態でいきなり糖質をとると、血糖値スパイクを起こしやすくなるどころか、その度合いも大きくなってしまいます。**

また、**朝食抜きも厳禁**です。朝食を抜くと、そのあとに糖質をある程度減らしても、その日の昼食後、夕食後と、血糖値スパイクが起こりやすくなることがわかっています。

仕事をしていると、忙しくてランチ時間が遅くなってしまうこともあります。でもいくら手早く食べたいからといって、パスタだけ、丼ものだけ、ラーメンだけ、あるいはコンビニでおにぎりを買って食べるだけなど、もってのほか。いくら野菜も食べているといっても、ちょこっと付け合わせにあるだけでは、ほとんど意味がありません。

甘いものだけでなく、ごはんやパン、麺類などのいわゆる主食といわれるものにも糖質がたくさん含まれていることはお話ししました。これらは急激に血糖値を上げてしまう食品です。

もちろん主食を食べるなとはいいません。**精製されたものは吸収のスピードが速い**

という特徴があるので、白米は玄米に、パンは白いパンよりは全粒粉のものを食べるといいでしょう。これだけでも糖質の吸収のされ方はゆるやかになります。

③ 食事の30分前にたんぱく質をとる

血糖値を上げないためには低糖質・高たんぱくの食事が基本ですが、食事の30分前にたんぱく質をとることも有効です。

その理由は前項と同じで、空腹の時間が長いと血糖値が下がり、そこで急に糖質をとってしまうと血糖値スパイクを起こしてしまうからです。それを防ぐために、**次の食事の30分ほど前にたんぱく質をとっておくと、そのあとの食事で血糖値が上がるのをゆるやかにすることができます。**食事の30分前が難しいときには、とにかく食事の最初にたんぱく質をとってしまうことが大切です。

たんぱく質といっても、次の食事の前におなかがいっぱいになってしまっては意味がありませんから、ちょっとしたものでOK。たとえばランチの30分前にゆで卵を食べる、豆乳を飲む、少量のナッツを食べるなど。ただし肥満傾向にある人は、ナッツをとりすぎるとカロリーオーバーになるので注意しましょう。

「間食（おやつ）はダメ」とよくいわれますが、**血糖コントロールの視点では、間食を上手に利用して血糖値を上げすぎないようにすることをおすすめします。**

もともと少食の人ややせすぎの人は、糖質制限をすると栄養不足になってしまうケースがあります。しっかりエネルギー源となるたんぱく質と脂質をとらないと、体重が落ち、筋肉が落ち、妊娠どころではなくなってしまいます。

仕事をしているなどで昼食は外食が多い人も、間食を上手に利用しましょう。外食をしつつ糖質を減らそうとすると、白米やパン、麺類を減らすことになり、食べられるおかずが少なくなって困るという声を聞きます。そんなときのために間食用として、たんぱく質を補うのです。小さな保存袋にナッツを入れたり、保存容器にゆで卵を入れて持ち歩いたりしてもいいでしょう。

血糖値を安定させるために、おすすめの間食をあげておきます。

おすすめの間食

ゆで卵、ナッツ類（ノンフライのもの）、豆腐、豆乳、炒り大豆、食べる煮干し、焼

きのり、枝豆など

④ 食べる順番を意識する

「食べる順番ダイエット」も話題になりましたね。

食べる順番を意識することは、血糖値の上がり方をゆるやかにするにはとても有効です。

食べる順番の基本は**野菜ファースト、糖質は最後に少量とること**。

野菜に多く含まれる食物繊維には、血糖値をゆるやかに上げる作用があります。それを利用して、ごはんやパン、パスタなどの血糖値を急激に上げてしまう食材をとる前に、野菜をとっておくのです。そうすると、その後の血糖値の上昇ラインが低く抑えられます。

朝食を例にとると、味噌汁を飲んだら血糖値の上昇を抑えてくれる肉や魚などのたんぱく質をとります。そして最後に少量のごはん。パン食なら、サラダやスープを飲んだらスクランブルエッグやゆで卵、そして最後にパンを食べます。

ただ野菜ファーストにしてしまうと、それでおなかがいっぱいになって、たんぱく質を食べられなくなってしまうことがあります。たんぱく質不足は妊活にはデメリット。とくに野菜をたくさん食べるように心がけている女性に多いのですが、そのような人には、**肉（たんぱく質）ファーストもおすすめ**です。

たんぱく質は吸収がゆるやかなので、血糖値を上げにくいというメリットがあります。

⑤ ゆっくりよく噛んで食べる

食材にかかわらず血糖値を上げにくくする効果があるのが、ゆっくりよく噛んで食べること。

どんなに血糖値を上げにくいといわれるものを食べたとしても、すぐ飲み込んだり早食いをしたりしてしまうと血糖値が上がり、そのメリットが活かされなくなってしまいます。

よく噛んで食べるのは、習慣そのもの。早食いの癖がある人は、いつもより少しだけ多く噛むことを心がけましょう。

よく「ひと口に30回噛んで」といわれますが、実際にやってみるとなかなかできないものです。そんなときは、**「ひと口入れたら箸を置く」**のをおすすめします。次から次へと食べ物を口に入れず、休みながら食べるだけでも、いつもよりはゆっくり食べられるはずです。ゆっくり食べると満腹感も得られ、肥満防止にもなりますよ。

⑥ 食事の直後に歩く

食事のとり方以外にも、血糖値スパイクを防ぐ方法はあります。

それが食事の直後に歩くこと。**食べたあとにすぐ歩くと、インスリンを使わずに血糖値を下げることができます。**わざわざジムに行かなくても、歩くだけでいいのです。

ポイントとなるのは**「食事の直後」**ということ。ただの「食後」ではダメなのです。食後にお茶を飲んでゆっくりしたいところですが、ちょっと我慢して、食べ終わったらすぐに、血糖値が上昇している30分以内に歩きましょう。それがインスリンを使わせないコツです。歩くことで、筋肉は糖をほしがります。だから、インスリンを使わずに筋肉に糖を取り込むことができ、血糖値スパイクを予防できるのです。

歩くときはなるべく手を大きく振って、大股でさっさと早歩きするのがコツ。息が切れるほど早歩きする必要はありません。歩く時間の目安は15～20分程度。職場でランチに出かけるなら、歩いて15分程度のお店で食べるとちょうどいいですね。

もし食後に歩くことができない場合は、その場でできるだけ足を高く上げて足踏みをしたり、階段を使ったりしましょう。とにかく筋肉を動かしながら有酸素運動をすることが大切です。

⑦ 夕食の糖質を減らして「夜間低血糖」を防ぐ

血糖値スパイクをつくらないためには、厳しい糖質制限をすることよりも、ゆるくても続けていくことが大切です。そのためには、自分のライフスタイルに合わせて糖質オフをしていく必要があります。

たとえば昼食後、しばらく経つと眠くなってしまう人がいます。前日が睡眠不足だったかどうかにかかわらず、眠くなってしまうこのような人は、昼食後に血糖値スパイクが起こっている可能性があります。

ためしに昼食に糖質をとらないようにしてみましょう。午後に眠気が起きなければ、糖質の摂取による血糖値スパイクが原因だったということになるでしょう。

また、睡眠時間は十分にとっているはずなのに朝起きたときから体がだるいなど、疲れがとれない人がいます。このような人は、**夜間に低血糖を起こしている可能性があります。**寝ている間に血糖値スパイクが起こり、そのあとに血糖値が急激に低下してしまう状態です。「夜間低血糖」が起こると、寝ている間にも体をこわばらせたり、歯をくいしばったりするので、疲れがとれなくなってしまうのです。

このほか、寝つきが悪い、夜中に目覚めてしまう中途覚醒、就寝中の歯ぎしりなどがある人も、「夜間低血糖」を起こしている可能性があります。

睡眠の質をアップさせるには、夕食の糖質をある程度制限するのがいいでしょう。「夕食に糖質を抜くなんて」と思うかもしれませんが、夕食だけ糖質を抜くことはそれほど難しいことではありません。厳密ではなくてもいいので、夕食では主食を抜く、糖質の高いアルコールを控えるなどしてみてください。

糖質をとらなくても、体に必要なエネルギーはまかなえる

たんぱく質、糖質、脂質は重要なエネルギー源です。するとこんな疑問が出てきます。

それが「糖質を減らす食生活をするとエネルギー不足になるのでは？」というもの。

たしかにもともとやせすぎの人や、ダイエットをしている人が極端な糖質制限をすると栄養不足になってしまうことがありますが、通常、糖質を減らしたからといって、エネルギー不足にはなりません。

糖質をとらないと、体はその代わりに**ケトン体**をエネルギー源にするようにできています。

糖質をとると、分解されてブドウ糖というエネルギーになり、血中のブドウ糖の濃度（血糖値）が上がります。

血糖値が上がっても、通常は食後2～3時間でもとの血糖値に戻り安定します。こ

のあとのブドウ糖の供給源は、肝臓で分解されたグリコーゲンなどからとなります。余った糖はグリコーゲンや中性脂肪として肝臓などで貯蔵され、糖が体内で不足した際には、肝臓などから放出されることになります。

一方の**ケトン体とは、おもに脂肪を分解してできるエネルギー源。ブドウ糖でのエネルギーが足りないときは、このケトン体をエネルギー源として利用します。**

エネルギー源として優先的に使われるのはブドウ糖です。ですから糖質をたくさん摂取して、体内にブドウ糖が十分にある状態だと、ケトン体の出る幕はなく、エネルギー源として使われることはありません。

でも糖質をとらない食生活をしていれば、エネルギー源として糖質に依存しなくなります。すると、脂肪をエネルギー源として使うような体のしくみに変わっていきます。つまり、ブドウ糖からのエネルギーに依存しないで、ケトン体をエネルギー源とするようになります。

ケトン体がエネルギー源となると、効率よく脂質を利用できるようになります。

余談ですが、これを使ったダイエット法もあります。

「ケトジェニックダイエット」という言葉を聞いたことがありますか。厳しい糖質制限をすることで、糖質の利用を節約し、体をケトン体をエネルギー源としたケトジェニックな状態にして、脂肪を燃やしやすくするダイエット法です。

ダイエットの話はさておき、ケトン体を利用できる体になれば、糖質に頼らずにエネルギーを回すことができ、血糖値スパイクを予防することができるのです。

ケトン体をエネルギー源にするためには

ケトン体をエネルギー源として利用できるようにするための方法は、３つあります。

１つめは、**（現実的ではありませんが）絶食**です。絶食をすれば、ブドウ糖の供給はなくなります。そうなると脂肪を燃焼させることになりますが、このときにケトン体が利用されるのです。もちろん、決して妊活をしている人に日常的な絶食をすすめているわけではありませんし、経験のある指導者なしでは実践しないでほしいということを強くお断りしたうえでお話しししています。

２つめが**糖質制限**です。これはもう説明する必要はないかもしれませんが、糖質の摂取を減らしてブドウ糖の供給が減ると、血糖を安定させるために脂肪酸（脂質）が使われます。脂肪酸を代謝することでケトン体が生成されます。これは妊活を考えている女性や男性が、もっとも続けやすい方法でしょう。むしろ、「絶食」などという極端な方法よりもずっと効果的です。絶食の場合は、一時的にケトン体値が上がりますが、食事をすれば再びケトン体値は下がってしまいます。一方、糖質制限では、ケトン体値はある程度の高さを保ったまま安定して供給されます。

3つめは、**中鎖脂肪酸をとる**ことです。

中鎖脂肪酸は、体内ですばやく分解され、短時間でエネルギーに変換されるため、効率的なエネルギーの補給ができます。

その分解のスピードは、長鎖脂肪酸（大豆油、なたね油、キャノーラ油など一般的な油脂のほとんどに含まれる）の4倍も速いといわれています。

中鎖脂肪酸はココナッツやパームフルーツなどのヤシ科植物の種子の核部分に含まれている自然由来の成分です。ココナッツオイルには、60％ほどの中鎖脂肪酸が含まれているので、ココナッツオイルを上手に利用することで、ケトン体を利用できるようになり、血糖値も安定してきます。

妊娠との関連では、卵胞液や卵管液にケトン体が含まれていることが明らかになっているという研究もあります。

それによると、採卵したときの卵胞液のケトン体濃度を、濃度の高いもの、中程度のもの、低いものとに分けて胚培養を比較したところ、卵子の成熟率には差が見られなかったものの、良好な胚盤胞率はケトン体が高濃度のもののほうが明らかに高く、累積の妊娠率もケトン体が高濃度のほうが高い傾向にありました。

どういうことかというと、卵胞液にエネルギー源としてケトン体が使われたほうが質のいい卵子、それにつながる妊娠にいい影響を与えるということです。

裏を返せば、これまで説明してきた通り、卵子にエネルギー源として糖が使われてしまうと、卵子の機能を落とすことになるということです。やはりここでも、妊娠を考えるなら、糖質をとりすぎないという結論になります。

つらい「つわり」の意外な効果

ケトン体は、妊娠してからも重要なエネルギー源となります。

実は**おなかの赤ちゃんは、ケトン体をエネルギー源にしている可能性がある**ことがわかっています。これは宗田マタニティクリニック院長の宗田哲男先生の研究によるもので、その著書『ケトン体が人類を救う』（光文社刊）に詳しい内容が書かれていますが、私はこの本からつわりや妊娠糖尿病について考察しました。

妊娠初期の妊婦さんの多くに、つわりの症状が見られます。このつわりも、おなかの赤ちゃんがケトン体をエネルギー源にしているからではないかと推測されています。

どういうことかというと、つわりになると妊婦さんは食事がとれなくなりますね。「お腹の赤ちゃんはちゃんと栄養がとれているの？」とママは心配になるものですが、大丈夫です。

つわりで妊婦さんが食事をとれなくなる、極端にいえば絶食状態になることで、妊婦さん（母体）の体内のケトン体濃度が高くなります。そうするとおなかの赤ちゃんも、ケトン体をエネルギー源として利用できるというわけです。

事実、妊娠中に吐き気や嘔吐といった「つわり」症状がある方は流産や死産などのリスクが低下すると、２０１６年に米国衛生研究所の研究グループが発表しているのです。

そして妊娠糖尿病は、普通の糖尿病とは異なり、インスリンの注射が利きにくいことが知られています。インスリンの効果が乏しいということは、体の組織にとっては糖質制限をしている状態に似ていて、エネルギー源をケトン体に依存している可能性があります。

赤ちゃんがブドウ糖よりケトン体を必要としているため、妊娠糖尿病では通常の糖尿病よりもインスリンの効果が下がっているのではないかと考えられるのです。

3 章

女性の妊活に役立つ栄養セラピー

「卵子力」をアップさせるヒント

男性よりも栄養の影響を受けやすい女性

妊活を考えたとき、子宮に命を宿す女性にはとくに栄養が重要です。たとえばやせすぎの女性は、女性ホルモンのエストロゲンが減少することは、よく知られています。**エストロゲンの量は脂肪と比例しているので、やせすぎで低栄養になり、エストロゲンが減少すると卵子が成熟しにくくなってしまいます。**

体脂肪とホルモンの働きは連動していますから、妊娠しやすい体を目指すなら、適正体重をキープし、適切な栄養をとる必要があります。

もちろん妊活を考えると、太りすぎも避けたいところです。**肥満と無排卵は密接な関係があるといわれています。**また2章で説明した**多嚢胞性卵巣症候群（PCOS）も肥満との関連性が強い**ため、排卵障害となり不妊につながりやすくなります。

大切なのは、食べるときに何を選び、どう食べるかです。

2章では、夫婦に共通する栄養トラブルをご紹介しましたが、**女性には特有の栄養**

トラブルがあります。まずは108ページのチェックリストで栄養状態をチェックしてみましょう。

たんぱく質は「妊娠体質」をつくる基本

やせすぎについてお話ししましたが、最近、とくに20代から40代など妊活を考える女性の摂取エネルギーが、年々下がっていることが問題になっています。必要なエネルギーが満たせていないのです。

なかでも顕著なのが、**コレステロール不足、たんぱく質不足**です。チェックリストですべてにチェックがついた人は、要注意。

現在の日本人のたんぱく質の摂取量はなんと、終戦直後とほぼ同じくらいといわれています。これだけ食べ物が豊富にある時代であるにもかかわらず、十分なたんぱく質をとれていないのです。

パンや麺類、ごはんなどの糖質ばかり摂取して、肉や魚などいわゆる「おかず」を

「女性の栄養トラブル」チェックリスト

女性の場合、「コレステロール不足」と「たんぱく質不足」が、妊活に大きく影響します。
当てはまる項目がないか、チェックしてみましょう。

	項目	栄養トラブルタイプ
1	やせている（BMI：18.5未満でやせ）	コレステロール不足タイプ
2	なるべく低エネルギー（カロリー）な食事を心がけている	
3	肉や魚、卵などのたんぱく質をあまり食べない	たんぱく質不足タイプ
4	たんぱく質は豆腐や納豆などの植物性のものが中心	

ほとんど食べない人は、たんぱく質が足りていません。また、間違ったダイエットをしている人のなかには、たんぱく質が不足している人が多くいます。

たんぱく質の摂取が少ない人の特徴をさらに挙げると、

・朝食を食べないことが多い
・糖質を摂取する割合が高く、野菜や魚介類、肉類を食べることが少ない
・お菓子や清涼飲料水、コーヒー、紅茶、ジュース、果汁入り飲料、スポーツドリンクなどの嗜好飲料を飲むことが多い

といったものがあります。思い当たることはありませんか？

たんぱく質不足による低栄養で、妊娠前

のＢＭＩ（22が標準値、18・5未満でやせ）が低い、あるいは妊娠後の体重が少ないと、赤ちゃんの出生体重も少なくなってしまうことがわかっています。最近では出生体重が２５００g未満の低出生体重児が増えていることもよく知られています。

繰り返しになりますが、たんぱく質は体の土台をつくる基本の栄養素です。たんぱく質不足があると、どんなにビタミンやミネラルなど、体にいいといわれている栄養をとっても、必要とする場所に届けることができません。たんぱく質は、ほかの栄養を有効に働かせるためにも、絶対に必要なのです。

ただし、注意していただきたいのが、そのとり方です。**たんぱく質をとるときは、ローテーション食にするのが基本**です。なぜかというと、同じ種類のたんぱく質ばかり食べてしまうと、アレルギーを引き起こすことがあるからです。

たとえば毎日、納豆を食べている人は、週1日は〝納豆なし〟の日をつくることが大切です。納豆を食べない日は、豆腐や豆乳、厚揚げなど、他の大豆製品も控えなければなりません（味噌汁程度ならＯＫです）。

卵も同様で、毎日食べている人は、週1日は卵を抜きます。牛乳、チーズ、ヨーグルトなどの乳製品も同様です。

肉の場合は、牛肉、豚肉、鶏肉など種類が違っていれば大丈夫です。魚も、種類が違えば毎日食べてもいいでしょう。

コレステロールはホルモンの原料になる

たんぱく質不足は、コレステロール不足につながります。**コレステロールはたんぱく質と脂肪が結合してできたもの。**たんぱく質がないと、コレステロールは体内を移動することができません。

血液中のコレステロールのうち、約4分の3は肝臓でつくられます。食材からとるコレステロールは約4分の1です。

コレステロールというと、悪者のイメージがありますが、そうではありません。よく、健康やダイエットのために、「コレステロールが高くなるから」と、肉や卵を食べないようにしている人もいますが、心配する必要はありません。**食事によってつくられるコレステロールより、自分でつくるコレステロールのほうが圧倒的に多い**から

コレステロールから性ホルモンがつくられる

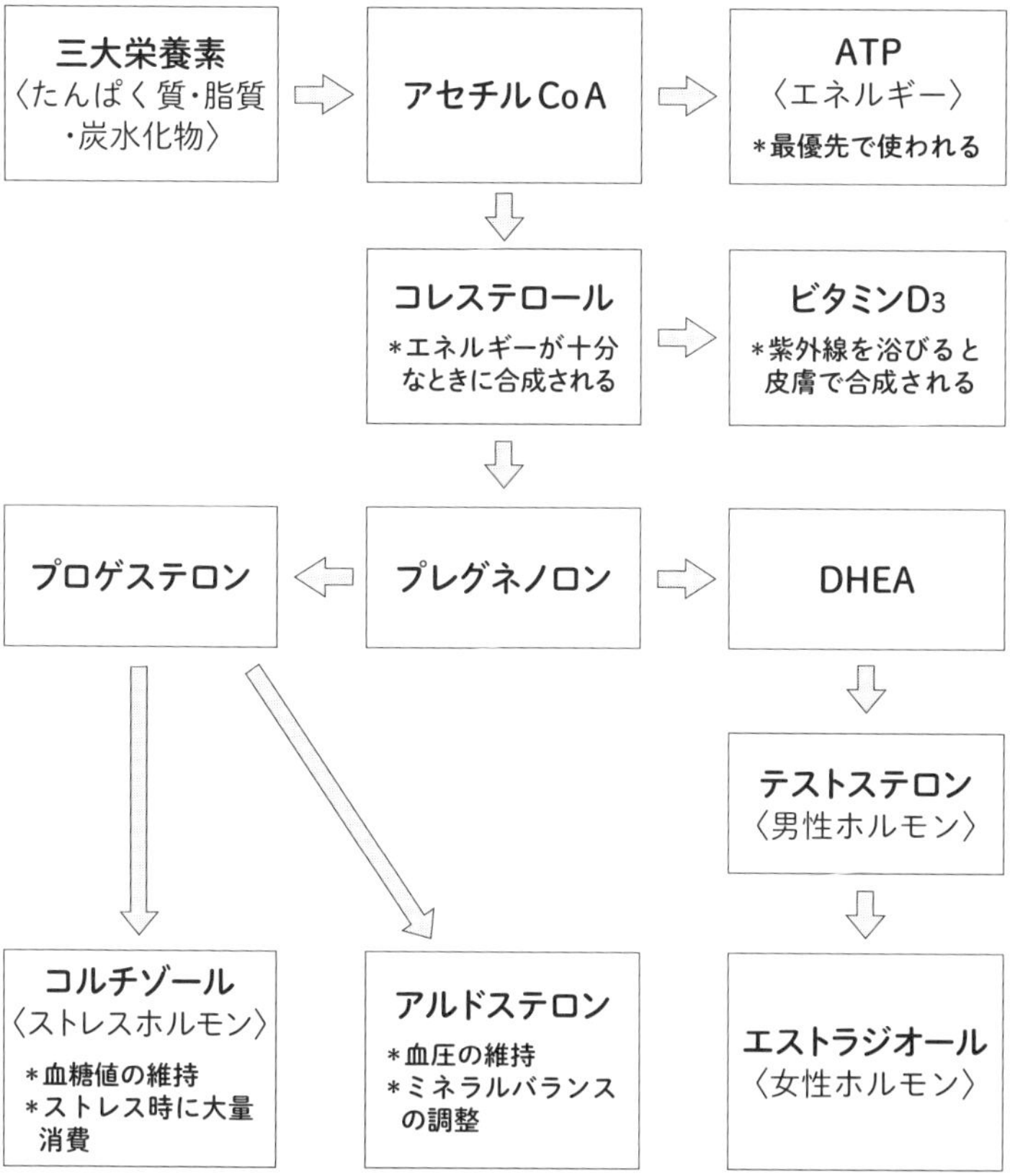

コレステロールは、性ホルモン、ストレスホルモンなどの重要なホルモン合成の出発点となっている。また、ビタミンDの材料にもなっている。ただし、エネルギーが十分にある状態でないと、コレステロールは合成されない。

です。

コレステロールを自分でつくるためには、エネルギーが安定して供給されていなければなりません。とくにたんぱく質が十分に供給されて、はじめてコレステロールがつくられていくのです。

妊活においてもコレステロールが欠かせません。

実は、**ホルモンの原料はコレステロール**。男性ホルモンや女性ホルモンの材料になるほか、血糖値の維持に不可欠なコルチゾールなどの副腎皮質ホルモンの材料も、コレステロールなのです。

実際、なかなか赤ちゃんができない方は、低コレステロールの傾向があります。

妊活でご相談に見えたある女性は、初診で総コレステロール値が137㎎／dℓしかありませんでした。総コレステロールの基準値は130〜220です。基準値の低いほうにあてはまっているわけです。ですから通常の健康診断では、137という値は「すばらしいですね！」とほめられるでしょう。

でもオーソモレキュラー療法的に見ると、この数値ではコレステロールが低く、このままでは妊娠に結びつきにくいと評価します。このような方の食事内容は、多くがたんぱく質不足、糖質過多になっています。

この女性のケースでは、食事指導やサプリメントなどによってコレステロール値が上がり、ほかの栄養状態もよくなり、4カ月後に自然妊娠しました。

悩み別・女性の妊活に必要な栄養素

ここからは、女性の妊活に必要な栄養素について、それぞれ不妊の悩み別に紹介します。オーソモレキュラー療法の場合、栄養状態が整ってから2、3カ月後くらいの排卵から、卵子の質が変わってきます。

お悩み1 採卵ができない

採卵ができないのには、さまざまな理由があります。

多くの卵胞が見られているにもかかわらず、卵胞液中に卵子が含まれていない場合もあるでしょう。

オーソモレキュラー療法では、採卵できないとき、2章でお話しした**血糖値スパイクをつくらない低糖質・高たんぱくの食事が基本**となります。

そのうえで、卵子に多く存在しているミトコンドリアを活性化させるには、**鉄、ビタミンB群、ビタミンC、ビタミンE、ビタミンD、コエンザイムQ10**などの栄養素をとる必要があります。順番に説明しましょう。

子宮環境を整える「鉄」

妊活に限らず、女性の一生を考えるうえで、鉄はとても大切な栄養素です。

鉄は**赤血球をつくり出す材料**であり、**体の隅々まで酸素や栄養を運ぶ働き**があります。鉄が不足すると卵巣や子宮に十分な栄養が届かなくなってしまいます。

また**粘膜をつくる材料**にもなります。粘膜はクッションの役割があるため、**鉄が十**

フェリチン不足は潜在的な鉄欠乏状態

正常な鉄の状態

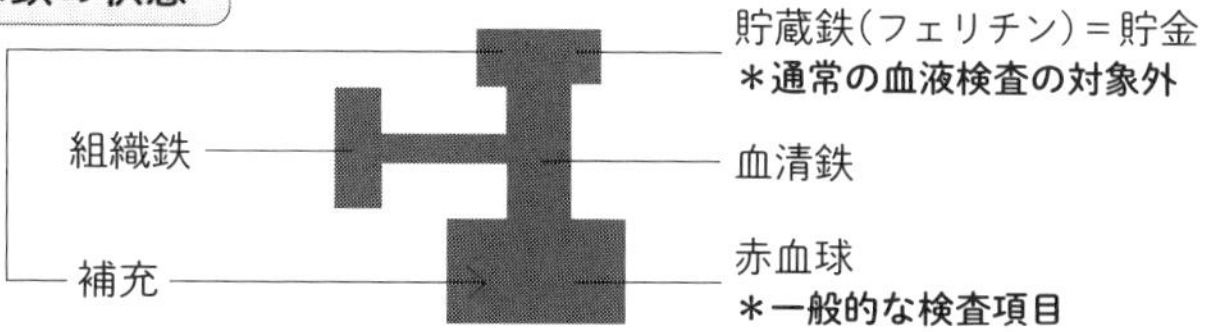

鉄不足を判断するための、オーソモレキュラー療法の参考値

鉄の状態	一般的な 貧血の判断	フェリチンでの 貧血の判断	不定愁訴
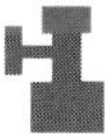 正常	貧血なし (ヘモグロビン14g/dℓ以上)	正常 (フェリチン100ng/mℓ以上)	なし
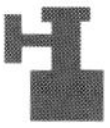 貯蔵鉄減少	貧血なし (ヘモグロビン12g/dℓ以上)	潜在性鉄欠乏症 (軽度) (フェリチン80ng/mℓ以下)	軽度 あり
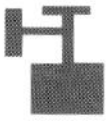 貯蔵鉄消失、血清鉄減少	貧血なし (ヘモグロビン12g/dℓ以上)	潜在性鉄欠乏症 (重度) (フェリチン30ng/mℓ以下)	重度 あり
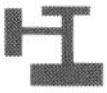 貯蔵鉄消失、血清鉄減少、赤血球遊離	軽度貧血 (ヘモグロビン12〜10g/dℓ)	鉄欠乏症貧血 (フェリチン20ng/mℓ以下)	
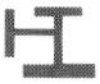 貯蔵鉄消失、血清鉄減少、赤血球遊離、組織鉄減少	貧血 (ヘモグロビン10g/dℓ以下)		

分にあると、子宮内の粘膜は受精卵が着床しやすいふかふかのベッドになるのです。

ところが血液検査をすると、ほとんどの女性は潜在的な鉄欠乏に陥っています。健康診断の血液検査で「貧血」といわれていない女性でも、実は鉄欠乏です。それは、**フェリチン値**を調べることで明らかです。

フェリチンとは体内に鉄を貯めておく「**貯蔵鉄**」のこと。いってみれば貯金している鉄のことです。潜在的な鉄欠乏といっているのは、この貯蔵鉄が欠乏しているのです。よく「**隠れ貧血**」といわれているのはこのことです。

女性は生理があるため、毎月鉄が失われていきます。妊娠前の女性では1日1〜1・5mgの鉄が必要ですが、圧倒的に足りていません。鉄が足りなくなると、まずは貯蔵鉄から削り取っていきます。ですから一般的な健康診断で調べるヘモグロビンなどの数値では、鉄欠乏を発見できないのです。

実は、貯蔵鉄を示すフェリチン値が低いことが、原因不明の不妊と関係しているといわれています。つまり、原因不明の女性不妊のなかには鉄欠乏が隠れている可能性があるのです。

朝なかなか起きられない、疲れやすい、集中力が続かずイライラする、気分が落ち込む、冷え性または寒がり、頭痛やめまいが多い、動悸・息切れがあるといった症状がある人は、鉄欠乏の可能性があります。

「動物性の鉄」と「植物性の鉄」がある

鉄には**「ヘム鉄」**と**「非ヘム鉄」**があります。

「ヘム鉄」はポルフィリン環と結合している鉄のこと。一方の「非ヘム鉄」はポルフィリン環と結合していない鉄のことをいいます。ポルフィリン環は、もともと不安定なミネラル類を安定させて利用しやすい構造にします。

この2つの鉄の大きな違いは、体への吸収率です。ヘム鉄の吸収率は、非ヘム鉄の5~10倍といわれています。

貧血になると鉄剤が処方されますが、処方される鉄剤はほとんどが「非ヘム鉄」だということを知っているでしょうか。

よく、鉄剤を飲むと気持ちが悪くなるという声を聞きますが、それは非ヘム鉄の性質上、副作用として吐き気、むかつきなどが出るためです。ヘム鉄にはそういった副作用はありません。

非ヘム鉄はほうれん草やひじき、小松菜、豆腐などの植物性の食品に含まれています。一方ヘム鉄は、動物性食品に多く含まれていて、赤身の肉や魚に多いのが特徴です。

吸収率を考えると、**積極的にとってほしいのは「ヘム鉄」のほう。**ただし、「非ヘム鉄」の植物性食品をとるなというわけではありません。非ヘム鉄のほうも、それ単独では吸収されにくいですが、ビタミンCなどの吸収を促進する栄養素と一緒にとると吸収されやすくなります。

ただ、妊娠を考えるなら、ヘム鉄を多く含む肉や魚を積極的にとることをおすすめします。同時にたんぱく質もとれるメリットもあります。

酸化を防ぐ働きがある「ビタミンB群」

ビタミンB群は、たんぱく質や糖質、脂質というエネルギー源となる栄養素を代謝するのに欠かせない栄養素です。ビタミンB_1、B_2、B_6、B_{12}、ナイアシン、パントテン酸、葉酸、ビオチンをまとめてビタミンB群といい、それぞれのビタミンが相互に協力し合って働きます。

ビタミンB_1、B_2、B_6、ナイアシン、B_{12}、葉酸などは抗酸化作用があることが知られています。そのため、卵子の活性酸素を除去するのにも欠かせません。

また、ビタミンB_1やB_6は、糖化を抑える物質としても注目されています。

腸内環境が乱れると血糖値が上がりやすいことは前にお話ししましたが、腸内環境とビタミンB群も深くかかわっています。腸内細菌のなかには、ビタミンB群を合成する能力がある細菌があるのです。ですから、腸内環境が乱れると、ビタミンB群にダイレクトに影響します。腸内環境を整えることも、ビタミンB群不足を防ぐためには必要なのです。

疲れやすい、日中眠くなる、集中力が続かない、イライラする、肩こりが治らない、口内炎ができやすい、風邪をひきやすいといった症状がある人は、ビタミンB群が不足している可能性があります。

ビタミンという名前がつくため、野菜に多く含まれると思われがちですが、動物性食品に多く含まれます。野菜だけでなく、肉や魚、卵などを積極的にとりましょう。

体のサビとりに働く「ビタミンC」

ビタミンCは、**体のサビとり（抗酸化）**に働いてくれます。そのため、卵子で大量に発生する活性酸素を消去してくれるのです。

ビタミンCは水に溶け、血液や目の水晶体など体の水溶性の部分でサビをとってくれます。体のなかに入ったビタミンCは、血中ではそのままの形で存在し、体のサビをとり、酸化を防いでくれています。

また**ビタミンEと一緒にとると体内で有効利用され、抗酸化作用が持続しやすくなります。**

ビタミンEも抗酸化作用が強い栄養素（後述）ですが、このときビタミンCが一緒にあると、サビとりをして疲れてしまったビタミンEをもう一度よみがえらせてくれる働きがあります。ビタミンCがビタミンEをリサイクルしてくれるというわけです。

ビタミンCが不足していると、シワができやすい、シミ・そばかすができやすい、傷が治りにくい、風邪を引きやすい、貧血になりやすいなどの症状が出ます。

ストレス解消の栄養素としても、ビタミンCは役立ちます。人間はストレスを感じると、副腎という器官からストレス対抗ホルモンとしてコルチゾールを分泌して乗りきろうとします。このとき、ビタミンCが必要になります。

不妊治療を続けている方は、治療自体がストレスになることもあるでしょう。そうなるとかえって妊娠を遠ざけるばかりか、ビタミンCも消耗することになってしまいます。

人間は自分でビタミンCをつくれないため、必ず食事からとる必要があります。ビタミンCを多く含む食品は、**果物ではレモン、イチゴ、キウイ、柿、グレープフルーツなど。野菜では赤ピーマン、ブロッコリー、パセリなど**です。

ビタミンCは一度にたくさんとっても、尿中に出てしまいます。できるだけこまめにとり、ビタミンCの血中濃度を保つようにするのがコツです。

「ビタミンE」が妊娠ビタミンといわれる理由

別名「妊娠ビタミン」とも呼ばれているビタミンEは、妊娠には不可欠な栄養素です。強い抗酸化作用をもっているので、ビタミンCと並んで卵子で大量に発生する活性酸素による機能低下を防いでくれる働きがあります。前項でもお話ししたように、ビタミンCと一緒にとることで、抗酸化作用が持続しやすくなります。

ビタミンEは24ページでも述べたように、1820〜1920年代に不妊のラットにおこなった実験によって、抗不妊作用があるとして発見された栄養素です。具体的には、卵巣重量の増加や、排卵の促進、黄体ホルモンの増加、月経周期の正常化などの作用があります。

月経周期を正常にする働きもあるので、生理がこない、無排卵月経、生理の周期が一定ではないなどの月経異常の治療にも使われています。

その後、強力なサビとり効果（抗酸化作用）が注目されるようになり、今では**「若**

返りビタミン」などと呼ばれるようになりました。

ビタミンEは脂溶性ビタミンで油に溶けるため、一緒にとる脂質の量によって吸収率も違ってきます。ビタミンEをとるときは、油やたんぱく質もしっかりとるのがコツです。

その脂質に溶ける特徴によって、細胞膜の脂質の部分に入り込み、細胞膜を守ると考えられています。


ビタミンEには**血流をよくする効果**もあります。卵胞に伸びる血管も、年齢とともに細くなっていきます。すると栄養が卵子に届きにくくなる可能性もあります。ビタミンEをとることで、卵子に必要な栄養を届けやすくする効果も期待できるのです。

シミができやすい、肩こり、頭痛、生理痛がある、関節痛、腰痛がある、冷え性がある、生活が不規則、微熱が続く、なんとなくだるい、不整脈が出る、胃腸の調子が悪いなどの症状がある人は、ビタミンEが不足している可能性があります。

ビタミンEを多く含む食品には、**アーモンドなどのナッツ類**、**アボカド**、**うなぎ**、**あゆ**、**すじこ**、**カボチャ**、**モロヘイヤ**、**ブロッコリー**、**きなこ**、**大豆**、**豆乳など**があります。
前項で紹介したビタミンCを多く含む食品とあわせてとるといいでしょう。

妊娠に欠かせない注目の栄養素「ビタミンD」

ビタミンDは最近、妊娠と関係が深いと注目されている栄養素で、エビデンス（医学的根拠）も数多く出ています。**不妊に悩む女性の多くは、ビタミンD不足**です。**免疫力がアップする働き**が注目され、新型コロナウイルス感染症の予防として摂取していた人も多くいました。もともとは**カルシウムのバランスを整えるのを手伝ったり、骨の健康を保ったりする働き**で知られた栄養素です。

ビタミンDが採卵に影響しているのは、いくつかの報告からもわかります。

81ページで説明した多嚢胞生卵巣症候群（PCOS）の女性は、そうではない女性に比べて、ビタミンD不足が多く、ビタミンDを補充することで、排卵率が改善されたという報告があります。

また40代では、血中のビタミンD濃度が低い女性ほど卵子の減少が早かった、月経困難症の改善にもビタミンDが有効だったという報告もあります。

こんなにも重要な栄養素であるにもかかわらず、不妊に悩む女性はもちろんのこと、日本人女性のほとんどがビタミンD不足なのです。

ちなみにビタミンDにはD_2～D_7の６種類があります。人にとって重要なのは、ビタミンD_2とD_3です。この２つのビタミンDの働きは同じですが、最近ではD_3のほうがD_2より２倍働きが強いとする意見もあります。

なぜ、ビタミンDが不足してしまうのでしょうか。

ビタミンDをとるには、２つの方法があります。**食べ物からとる方法**と、**日光を浴びて紫外線にビタミンDをつくってもらう方法**です。

食べ物から摂取されるのは20％程度で、残りの80％は皮膚の表面にあるコレステロールが紫外線を浴びることで、体内で合成されます。そのため、日光を浴びる機会が少ない人はビタミンDが不足していると考えられます。

ただ、多くの女性は紫外線対策として、日焼け止めクリームを塗る、日傘をさすなどして紫外線をシャットアウトしています。日焼け対策をしている女性ほど、ビタミンD不足になってしまいます。

たとえば東京都内で夏に直射日光を30分浴びると、700〜800IUのビタミンDが体内でつくられるといわれています（肌の露出度10％の場合）。もちろん、紫外線の害に注意をする必要はありますが、朝の通勤時に駅まで歩くとき、ベランダで洗濯物を干すときなど、紫外線の弱い時間帯に短時間、日差しを浴びることは、ビタミンDの合成にとって必要です。

ビタミンDはアレルギーや皮膚疾患と深くかかわっているため、花粉症やアトピー性皮膚炎、ぜんそくなどのアレルギー症状がある人は、ビタミンDが不足している可能性があります。また免疫ともかかわりがあるため、感染症にかかりやすくなることもあります。

ビタミンDを含む食品には、**紅鮭**、**うなぎ**、**鶏卵**、**いわし**、**さんま**、**しらす**、**きくらげ**、**天日干ししいたけ**、**きのこ類など**がありますが、食べ物から十分なビタミンDをとるのはなかなか難しいもの。必要に応じてサプリメントなども活用するといいでしょう。

卵子の老化を防ぐ「コエンザイムQ10」

コエンザイムQ10は、脂溶性栄養素の一種です。ちなみに「コエンザイム」とは、日本語で補酵素のことをいいます。

コエンザイムQ10のおもな働きは、**「体内のサビとり」**と**「エネルギー産生」**です。

コエンザイムQ10は、体内にあるサビの原因である活性酸素を取り除く働きをサポートしてくれます。

先ほど、活性酸素を除去するときに、サビとりに疲れてしまったビタミンEを、ビタミンCがリサイクルしてくれるという話をしましたが、コエンザイムQ10もビタミンCと協力して、ビタミンEのリサイクルをしてくれます。サビとりの働きをするビタミンEを守るために、コエンザイムQ10が自分を犠牲にして減っていく、というイメージです。コエンザイムQ10があることによって、より強力に卵子の老化を防ぎ、パワーアップしてくれるのです。

また、1章でも説明したように、コエンザイムQ10は卵子に多く存在するミトコンドリアに必要な栄養で、体内のエネルギー産生にもかかわっています。

コエンザイムQ10は体内でつくられますが、残念なことに年齢とともに減少していきます。老化の原因の1つに、コエンザイムQ10の減少があるともいわれています。だからこそしっかりとることで、卵子の老化のスピードを落とす必要があるのです。

動悸・息切れがする、疲れやすい、足がむくむ、冷え性、低血圧、運動しているのに体脂肪が減らない、歯茎から出血する、シワが増えたなどは、コエンザイムQ10が不足しているサインです。

コエンザイムQ10は**クルミ、アーモンドなどのナッツ類、大豆、いわしなどの青魚、牛肉、豚肉、ブロッコリー、ほうれん草など**に含まれています。ただ、食事だけで補うには量が少ないため、同時にサプリメントを摂取するのが効果的です。

ストレスの影響を受けやすい「甲状腺ホルモン」

卵子が採れないときは、甲状腺ホルモンを正常化することがとても大切になってきます。

甲状腺機能は、ホルモンを分泌する内分泌器官。妊娠とも深くかかわっていいます。とくに「**甲状腺機能低下症**」があると、不妊に大きく影響します。

甲状腺機能低下症のおもな症状には、疲労感、無気力、記憶力や集中力の低下、低体温、皮膚の乾燥、便秘、むくみ、抜け毛などのほか、月経不順や月経過多などがあります。

甲状腺機能が低下している場合に大切なのは、ストレスマネジメントです。どういうことか簡単に説明しましょう。

ストレスがあると、ストレスに対抗するために、コルチゾールというホルモンが副腎からたくさん分泌されます。コルチゾールは、強いストレス下において生命の維持にかかわる重要なホルモンなので、ほかのホルモンを犠牲にしてまで分泌を維持しようとします。そのため甲状腺ホルモンも影響を受け、その作用が弱まり、甲状腺機能低下症になってしまうのです。

ひと口にストレスといっても、肉体的なものから精神的なものまでいろいろあります。そのなかでも妊活中、とくに不妊治療をしている方にとっては、不妊治療そのものがストレスになることもあるでしょう。不妊治療をお休みしたら妊娠した、という話をよく聞きますが、それはストレスから一時的に解放された、リラックスして過ごすことができた、ということも大きいのではないでしょうか。

不妊治療を続けている方でも、上手にストレスを解消していくことが、妊娠への近道です。ビタミンCは、ストレスに対抗するためのコルチゾールの生成に欠かせない栄養素です。ビタミンCも上手に取り入れて、ストレスを乗りきりましょう。

甲状腺の機能低下と不妊の関係

甲状腺機能が低下すると排卵障害が多く見られることは、不妊症専門の先生はよく知っています。ほとんどの不妊治療専門クリニックでは、甲状腺ホルモンの値を血液検査でチェックをしているはずです。

甲状腺機能が低下していることがわかると、内科を受診するようにすすめる先生もいます。そこで出てくるのが、**基準値の問題**です。

甲状腺機能低下症の際に必ず処方されるのが、チラージンという甲状腺ホルモン剤です。これを服用することによって基準値におさまれば、通常は「経過は良好です」ということになるでしょう。

ところが、それでは妊娠につながりにくいのです。アメリカの内分泌学会での報告によると、TSH（甲状腺刺激ホルモン）に関しては、一般的な基準値よりも、さらに厳しく甲状腺ホルモンをコントロールすることで妊娠率が上がり、なおかつ流産率が下がることがわかってきています。

つまり、**通常の基準値では問題なしとされていても、潜在的な甲状腺機能低下症が、不妊に影響しているのではないか**と考えられるのです。

もう少し詳しく説明すると、**甲状腺ホルモンにはT3とT4の2種類があります。**甲状腺で分泌されるのはほとんどがT4で、ホルモンの活性が強いT3はほんの少量しか分泌されません。甲状腺から分泌された大量のホルモン活性の乏しいT4は、血液中を循環し全身の組織や臓器へ運ばれます。そして運ばれた先の臓器や組織において必要な量のＴ４だけが、ホルモン活性の強いＴ３へ変換されて作用することになります。

実は**妊娠においても大切なのは、血液検査におけるＴ４とＴ３のバランス**なのです。ところが不妊治療の医療機関や甲状腺を専門とする内科においても、Ｔ４と甲状腺を刺激するＴＳＨというホルモンを重視し、Ｔ４とＴ３のバランスに注目することはありません。

なぜＴ４とＴ３のバランスが重要かというと、不妊に悩む方のなかには、Ｔ４からＴ３に変換できない人が多く、一般的なＴＳＨとＴ４の評価では、これを見落としてしまうからです。

そして甲状腺機能低下症で処方されるチラージンは、Ｔ４製剤です。ですから、Ｔ３に変換できる人なら、まったく問題ありません。でも、変換できない人にとっては、いくらＴ４製剤をとって甲状腺機能が正常化しているように見えても、妊娠に至らない人がたくさんいるのです。それに、先に触れた基準値が関係しています。

どういうことかというと、今の内科的な基準値が甘すぎる面があるのです。アメリカの内分泌学会は、甲状腺ホルモンに関連する検査項目の基準値を今より厳しく変更したほうがいいとしています。

ちなみにT4からT3への変換を阻害してしまう犯人は、**ストレス**です。だからこそストレスをためないことがとても大切だということがわかりますね。

一方、T4からT3に変換されるのを促進する栄養素もあります。それが**亜鉛**です。

私のクリニックでは、TSH（甲状腺刺激ホルモン）を下げ、亜鉛など必要な栄養指導をした結果、甲状腺ホルモンのコントロールができて妊娠に至る女性が増えています。

専門的な話になってしまいましたが、甲状腺機能に問題がある人は、ストレスを上手に解消して、甲状腺ホルモンをコントロールしていくことが重要です。

お悩み 2 卵子の質がよくない、月経不順

体外受精がうまくいくためには、質のいい卵子が採れるかどうかにかかっているといっても過言ではありません。

「卵子の質が低下する」大きな原因をオーソモレキュラー療法的に説明すると、**卵胞**

液の糖化、そして酸化です。

酸化を防ぐ栄養素については、前項でお話ししました。年齢とともに体内に活性酸素が増えるため、酸化を進めないことが大事です。

卵子の質は年齢に大きく左右されることはたしかですが、それでもできることはあります。少しでも質を保つためにも、栄養でサポートしましょう。

「ビタミンD」の不足で卵巣予備能が低下する

ビタミンDは、卵子の質や妊娠の成立にも深くかかわっています。

どのようにかかわっているのか、ここでは3つ紹介しましょう。

まず、**ビタミンDは子宮内膜の環境を整えること、つまり受精卵が着床しやすい環境づくりにかかわっている**ことがわかっています。

ビタミンDの受容体は、子宮内膜、子宮筋層、卵巣、子宮頸部などに存在しています。ビタミンDが不足すると、これらの部位に影響を与えてしまうのです。

2つめは、**ビタミンDの血中濃度が高い人ほど、体外受精での妊娠率が高くなるこ**とです。

では、ビタミンDの血中濃度はどれくらいあればいいのでしょうか。日本骨代謝学会と日本内分泌学会では、ビタミンDの血中濃度が30ng／mℓ以上あれば十分に足りているとされていますが、それはあくまでもそれくらいあれば〝健康な骨代謝が保てるから〟という理由です。骨にとって十分な量でも、妊娠にかかわる卵巣や子宮内膜に十分な量かというと、そうとはいえません。私のクリニックでは、妊娠希望の女性には60～80ng／mℓくらいを目標値に設定しています。ちなみにその血中濃度でも過剰な値ではありません。

3つめは、**40代の女性では、ビタミンDの血中濃度が高いほど、AMH（卵巣予備能）が高くなる**ということです。つまり、ビタミンDの血中濃度とAMH値が比例しているのです。

40代以上の女性は、積極的にビタミンDを摂取することが、卵巣予備能のアップにつながります。ビタミンDの働きや多く含む食品については、124ページを参照してください。

妊活に効果大！でも「DHEA」には注意が必要

DHEAは副腎でつくられる性ホルモンの一種で、別名「若返りホルモン」などと呼ばれており、女性ホルモン、男性ホルモンをつくる材料になります。思春期に急激に増加し、20歳頃をピークに減少していき、70歳でピーク時の20％まで落ちてしまいます。

また、甲状腺ホルモンと同様に、ストレスがあるとコルチゾール産生のほうに優先的に使われてしまい、つくられる量が減ってしまいます（111ページ参照）。

妊娠への効果としては、AMH値が下がっているときに適正な量のDHEAをとると、AMH値の改善とともに、流産率の低下、着床率の改善、卵子の質が上がるなどの報告があります。

ただし、DHEAの使用には注意点があります。

DHEAは妊娠中や授乳中には必要のないホルモンなので、妊娠してからはとり続

けないほうがいいのです。私のクリニックでは、不妊治療（体外受精）をしている女性に対して、胚移植をする前に摂取をやめていただいています。

また、**多嚢胞性卵巣症候群（ＰＣＯＳ）の不妊症の女性も、基本的にＤＨＥＡはおすすめしていません。**ＤＨＥＡが持っている男性ホルモン様の作用で、ＰＣＯＳの症状を悪化させてしまう恐れがあるからです。ただ、ＤＨＥＡが低値の場合は、適切な量を補充することで、ＰＣＯＳを悪化させることなく卵巣機能の改善が見られるというエビデンスもあり、個々の体の状態を見て判断しています。

妊娠率のアップが期待できるＤＨＥＡですが、実は日本では、医師でないと処方できません。

ＤＨＥＡは、食品から摂取することはできないため、基本的にはサプリメントで摂取するしかありません。ＤＨＥＡのサプリメントは、以前はネットなどで海外から個人輸入できましたが、現在は医療機関で処方してもらうようになっています。

なかには、クリニックのホームページから購入できるケースもあるようですが、先ほども述べたように、ＤＨＥＡを自己判断で服用するのは危険です。

ＤＨＥＡの値は血液検査で調べることができますが、血中濃度を見ながら服用していくことが欠かせません。自分が本当にＤＨＥＡが必要かどうかわからないままに服用してしまい、血中濃度が高くなりすぎると、逆に妊娠を阻害してしまうことがあります。もちろん、少なすぎても妊娠を遠ざけてしまいます。

実際に不妊専門のクリニックでＤＨＥＡを処方してもらっている人のなかにも、血中濃度を調べてもらっていない人が多いようです。医師から処方してもらう場合も、定期的にＤＨＥＡの血中濃度を調べてもらい、適切な量をとるようにしましょう。

「糖化防止」で卵子の質を上げる

不妊の背景に糖化があることは、ここまでにもたくさんお話ししてきました。卵子は母親の胎内にいるときに、そのもととなる細胞がすでにつくられていて、年齢とともに長く糖化の影響を受けています。

排卵障害の一因となる多嚢胞性卵巣症候群（ＰＣＯＳ）にも、インスリン抵抗性がかかわっていること、つまり血糖値スパイクが影響を与えていることは2章でお話しした通りです。

PCOSがない人でも、卵子の質を上げるためには、**食後高血糖をつくらない食生活を送ることで血糖値スパイクをなくし、糖化を防止すること**が大切です。

月経不順におすすめの「イソフラボン」

イソフラボンは女性ホルモンのエストロゲンと同様の働きをするといわれ、豆腐、納豆、味噌などの大豆食品に多く含まれています。

更年期の症状がある女性に対して、イソフラボンをとるといいという話は聞いたことがあるかもしれません。

妊娠を考えている女性のなかでも、月経不順が見られる人は、卵子の質を上げていく必要があります。そんなときにおすすめなのがイソフラボンです。

イソフラボンには賛否両論がありますが、一般的な月経周期の乱れなどが見られる月経不順の場合は、摂取してみる価値はあるでしょう。女性ホルモンを投与するよりも、自然由来の大豆イソフラボンや大豆食品をとるほうが、作用もマイルドで安心です。

ちなみに、オーソモレキュラー療法では、自然由来のエストロゲン様のイソフラボンのサプリメントを使用します。これは天然に近い混合物なので、体に負担もかけません。

月経不順の人は、前項で紹介したビタミンEもあわせてとりましょう。月経不順の背景にPCOSがある人は、食後高血糖をつくらないことも大切です。

お悩み3 着床障害、不育症、習慣流産

着床障害や不育症、習慣流産には、子宮の状態がかかわっています。

オーソモレキュラー療法で子宮環境を整えるアプローチには、

・子宮内膜を厚くする（ビタミンA、ビタミンD、亜鉛）

・**子宮の血流をよくする（EPA、ナットウキナーゼ、イチョウ葉エキス）**

の2つがあります。

まずは、子宮内膜を整える栄養素から見ていきましょう。

「ビタミンA」で子宮内膜を厚くする

子宮内膜を厚くし、子宮環境を整える栄養素の筆頭に挙げられるのが、ビタミンAです。

ビタミンAは、細胞の増殖や分化や皮膚や粘膜の正常保持に深くかかわっている脂溶性ビタミンで、肌が乾燥する、シワが気になる、ニキビや吹き出物ができやすい、アトピー性皮膚炎がある、子宮内膜症や子宮筋腫などの婦人科のトラブルがあるといった人は、ビタミンAが不足している可能性があります。

妊娠においては、**子宮内膜を受精卵が着床しやすいふかふかのベッドにしてくれる**ので、妊活をしている女性にはとても大切な栄養素です。

クリニックでは、着床障害のある女性はもちろん、流産を繰り返してしまう女性に、十分に説明をしたうえで、体外受精の胚盤胞の移植前にビタミンAを摂取してもらうことがあります。

ビタミンAをすすめると必ず聞かれるのが、過剰摂取を心配する声です。インターネットには、「妊活中から妊娠初期にビタミンAを過剰摂取すると、胎児に奇形が起こるからとってはいけない」といった情報をよく見かけます。だから「うなぎやレバーを食べすぎないように」などと、まことしやかに書かれていることもあります。

しかしビタミンAは、過剰による奇形のリスクだけでなく、不足することによって妊娠や出産に多くのトラブルがあることも知られています。ビタミンAと妊娠に関しては、150ページで詳しくお伝えすることにします。

ビタミンAを多く含む食材として、**レバーやうなぎ**などはよく知られています。なお、**モロヘイヤやカボチャ、ニンジンなどの緑黄色野菜に含まれるβ-カロテンは体内でビタミンAに変換されることが知られており、プロビタミンAと呼ばれます。**ビタミンAの働きを活性化するため、一緒にとるといいでしょう。

習慣流産のリスクを下げる「ビタミンD」の働き

ビタミンDも、**子宮内膜を厚くする**のに重要です。

ビタミンDには、習慣流産のリスクを下げるという報告があります。習慣流産は、いわゆる不育症のことで、流産を3回以上繰り返した場合のことをいいます。

アメリカの研究で、習慣流産の女性133名を対象として血中のビタミンD濃度などを調べたところ、半数弱の63名にビタミンD不足があり、免疫異常のリスクが高かったことがわかっています。

前にも述べたように、ビタミンDは**採卵や卵巣予備能のアップ**にも役立ちます。妊活に欠かせない栄養素といえるでしょう。

子宮粘膜の改善・細胞分裂にかかわる「亜鉛」

亜鉛も、子宮内膜を厚くするのに欠かせません。亜鉛には、**皮膚や粘膜のもっとも深いところにある基底膜上に並ぶ基底細胞の分裂を促す働きがあります**。また、**おなかに宿った赤ちゃんは、1つから2つ、2つから4つへと細胞分裂を繰り返して大きく成長していきますが、このときにも亜鉛は不可欠**です。

亜鉛は粘膜をつくる材料になります。子宮内膜を改善するためにも、おなかのなかで赤ちゃんに元気に育ってもらうためにも、亜鉛をとるといいでしょう。

亜鉛は加工食品やファストフードをよく食べる人に不足しがちです。なぜなら、レトルト食品や冷凍食品、スナック菓子などには、亜鉛がほとんど含まれていないからです。つい忙しくて加工食品で食事をすませることが多い人は、意識して亜鉛をとるようにしないと、簡単に亜鉛不足になってしまいます。

また、美容や健康のために野菜ばかり食べて肉や魚をほとんど食べていない人も、たんぱく質不足になるだけでなく、亜鉛不足になっている可能性があります。

皮膚が乾燥している、アトピー性皮膚炎がある、ケガや傷の治りが遅い、抜け毛がある、以前と同じものを食べても味が薄く感じる、爪が割れやすいなどの人は亜鉛が不足している可能性があります。

亜鉛は**カキ、牛肉、豚肉、うなぎ、さば、ほたてなどの動物性食品や全粒粉、ナッツ類など**に多く含まれます。

「EPA」が新しい血管をつくる

ここからは、**子宮の血流をよくする栄養素**を紹介していきましょう。おもなものに、**EPA（エイコサペンタエン酸）**、**ナットウキナーゼ**、**イチョウ葉エキス**があります。

受精卵が子宮内膜に着床したあとは、そこから胎盤がつくられます。胎盤が形成されるには、どんどん新しい血管をつくらなければなりません。そのときに重要なのがEPAです。

ＥＰＡは、魚油などに多く含まれるオメガ３系の脂肪酸の１つです。ちなみに、精子に必要な栄養素として紹介したＤＨＡも、オメガ３系の脂肪酸です。ＥＰＡはとてもややわらかい脂肪酸なので、毎日たくさんとっている人の細胞膜はＥＰＡが多くなり、やわらかい細胞膜ができます。また、ＥＰＡは体内でいろいろな炎症を抑えてくれる物質に変わり、私たちの体を炎症から守ってくれる働きもしてくれます。

また、下腹部痛や激しい腰痛、頭痛、嘔吐《おうと》や不眠を伴う月経困難にも、ＥＰＡは有効です。月経困難の反応にはプロスタグランディンという物質がかかわっています。ＥＰＡはこの痛みを抑えてくれる物質（プロスタグランディンＥ３）に変わってくれるのです。

ＥＰＡは、**いわし、さばなどの青魚**に多く含まれています。いわしの缶詰、さばの缶詰などもおすすめです。

オメガ3系脂肪酸「EPA」と「DHA」の働き

EPA(エイコサペンタエン酸)

特徴

・微量だが体内でも合成される
・DHAよりも、抗血栓作用や中性脂肪低下作用が強い
・魚油(青背の魚)に多く含まれる

おもな働き

・炎症、アレルギーを抑える
・血栓がつくられるのを防ぐ(心筋梗塞、脳梗塞、動脈硬化の予防)
・中性脂肪を低下させる

DHA(ドコサヘキサエン酸)

特徴

・微量だが体内でも合成される
・脳、網膜、精子、母乳などに多い
・血液脳関門を通過することができ、脳に直接作用する
・魚油(青背の魚)に多く含まれる

おもな働き

・炎症、アレルギーを抑える
・血栓がつくられるのを防ぐ(心筋梗塞、脳梗塞、動脈硬化の予防)
・中性脂肪を低下させる
・学習機能の向上(発達障害や認知症治療への応用)
・視力低下を抑える
・がん予防(特に乳がん、大腸がん、肺がんなど)

血管力を高める「ナットウキナーゼ」「イチョウ葉エキス」

十分な血管ができたあとは、血液が滞らないようにしなければなりません。

胎盤の内部には、絨毛《じゅうもう》と呼ばれる細かい血管が張り巡らされ、ここで母体側の血液と胎児の血液が混じり合わないようになっています。この細かく張り巡らされた血管を介して、胎児と母親は栄養や老廃物のやりとりをします。

胎児の命にかかわるこれらの血管が十分に血流を得られるようにするためには、**ナットウキナーゼとイチョウ葉エキス**が必要です。

胎盤が形成される際、微小な血栓ができることがあります。それが血流障害を起こすいちばんの原因です。前項で紹介したＥＰＡには、血液を固まりにくくする働きがありますが、**ナットウキナーゼにはできてしまった小さな血栓を溶かす働きがあります**。こうして血液の流れが阻害されるのを防ぎます。

ナットウキナーゼはその名の通り、納豆に多く含まれている酵素です。だいだい１

日に納豆を2パックとると、十分なナットウキナーゼがとれます。とくに夜食べると、血栓抑制の効果が期待できるので、「夜納豆」がおすすめです。有効成分は納豆のネバネバ部分にあるので、よく練って食べるといいでしょう。

ただし、夜に食べるときは、ごはんは少なめに。また、アレルギー予防のために、週に1、2日は納豆をとらない日をつくりましょう。

一方で**イチョウ葉エキスには、血管を広げる働きがあります**。イチョウに含まれるエキスが主成分ですが、黄色になる前の緑葉から抽出したもので、40種類のフラボノイドやテルペンラクトン（ギンコライドなど）、その他250種類以上もの有効成分が含まれています。イチョウ葉そのものを摂取しても効果は期待できないため、サプリメントで摂取するのが一般的です。

またイチョウ葉エキスに含まれるギンコール酸にアレルギーが出る場合があるため、この成分を除去したものを選びましょう。

コラム

ビタミンAと妊娠の関係

妊活中の女性は、ビタミンAを過剰摂取すると、奇形のリスクが上がるとされています。妊娠初期には、摂取量を1日1万単位のビタミンAにとどめるべきとの情報があるため、意識的にとらないようにしている人もいるかもしれません。

一方、栄養療法の教科書として有名なドイツで出版されている『カラーアトラス栄養学』では、次のように書かれています。

「レバーの摂取などに由来する天然のビタミンAがもつとされる催奇形作用が、これまで確実に証明されたことはない。妊娠中のレバー摂取（ビタミンA）に対する警告は、重度のニキビに対するレチノイン酸を用いた治療における経験から来ている。ここでは流産や奇形が報告されているが、レチノイン酸は還元型（レチナール、レチノール）の形に転換されることができないため、これを食品に含まれるビタミンAに当てはめることができるかは疑わしい」

この文章は『カラーアトラス栄養学　第8版』日本語訳からの抜粋ですが、4年に

1回改訂されているこの本は30年以上の歴史ある教科書であり、世界中で8カ国語の言語に翻訳されています。

本当に、ビタミンAは妊娠によくないのでしょうか？

妊娠とビタミンAの関係について説明する前に、まずは「ビタミンA」について詳しくお伝えすることにします。

実は、ビタミンAといわれる栄養素は1つの成分ではなく、レチノール、レチナール、レチニルエステル、レチノイン酸、ときにはβ-カロテンまで含まれます。このうちレチニルエステルは、レバーなどの動物性食品に含まれるもので、ビタミンAの貯蔵形態です。レチニルエステルは活性のないビタミンAで、必要に応じて体内でレチノールに変換されます。

レチノールは魚の油（うなぎの肝などに多い）などに入っているビタミンAです。食品などから摂取されたレチノールのうち利用されなかったものは、おもに肝臓に運ばれ、活性を持たないレチニルエステルに変換され貯蔵されます。

つまりビタミンAが必要なときに必要な量を使えるように、安定した活性をもたないレチニルエステルにして蓄えているのです。そのためレバーはビタミンAを豊富に含むことになるのです。

このなかで、胎児の奇形などの危険性があるビタミンAは、レチノイン酸です。これは皮膚角化症、乾癬《かんせん》、ニキビなどの治療に用いられるビタミンAの誘導体で、天然に存在する食品には含まれていません。つまりニキビなどの治療薬や化学合成されたサプリメントとは、明確に区別することが必要なのです。そしてレチノイン酸を含む薬剤は、妊娠前はもちろん、妊娠中に用いるのも禁忌とされています。

つまり、妊娠にとってよくないのは、ビタミンAのなかでも、このレチノイン酸のことを指しているのです。

とかく過剰摂取によるリスクが指摘されるビタミンAですが、実は不足や欠乏によるリスクは古くから知られています。

ビタミンAが不足することで「夜盲症」が起こります。私たちの眼は明暗順応といって、暗くなっても焦点を合わせる機能が備わっているのですが、ビタミンAが足りなくなると暗くなると細かい字などが見えにくくなります。これが夜盲症です。

ビタミンAにはいくつか種類がある

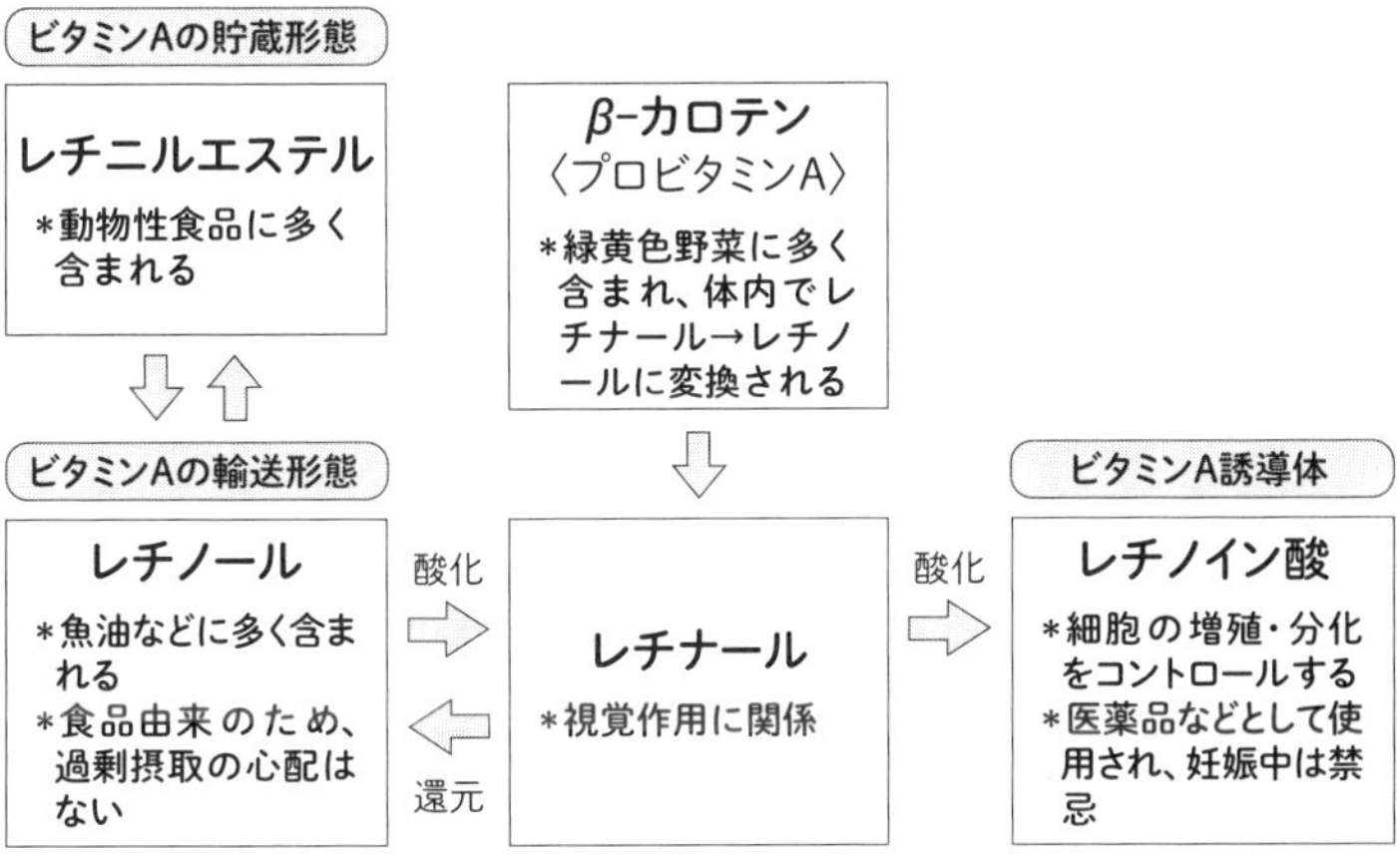

さらにビタミンAが不足すると、眼球が乾燥してきます。ちなみに、発展途上国などでは動物性たんぱくの摂取量が少ないためビタミンA欠乏が起こりやすく、現代でも乳幼児の眼球乾燥症が原因の失明が多いことが大きな問題として指摘されています。

ビタミンAの不足と妊娠の関係では、胎盤早期剥離《はくり》との関係があります。赤ちゃんは胎盤を通して、お母さんから酸素や栄養を受け取っています。胎盤が子宮からはがれてしまう胎盤早期剥離では、赤ちゃんが酸素や栄養の不足状態になり、脳性麻痺や死産に至る危険性が増すのです。

ビタミンAの不足は先天奇形とも関係があります。ビタミンAが足りなくなると、成人では眼のトラブルが起こりますが、胎児でも先天性眼球乾燥症、小眼球症、無眼球症、網膜形成不全などの眼の奇形が起こりやすくなるだけでなく、先天性横隔膜ヘルニアが増えることも知られています。

妊娠初期にお母さんがアルコールを常飲することによって、胎児性アルコール症候群が起こります。この疾患は出生時からの低身長や、小眼球症などの顔面部の奇形を伴います。この顔面部の奇形がビタミンA不足によって起こる先天奇形と類似していることが、以前から指摘されていました。

アルコールが体内に吸収されると、アセトアルデヒドとなり酢酸《さくさん》にまで分解され、無毒化されます。この代謝の過程で利用される酵素が、ビタミンAの活性化の過程でも必要であることが最近の研究でわかりました。つまりアルコールを常飲していると、アルコールの無毒化のために酵素が優先的に利用されてしまい、ビタミンAの活性化が滞ってしまうのです。そのためビタミンAの不足がなくても、ビタミンAが活性化されないためにビタミンAの欠乏症状が出てしまうのです。

ビタミンAは、私たちの粘膜が正常に機能するために必須の栄養素です。

そこでオーソモレキュラー療法では、眼や鼻の粘膜のトラブルである花粉症、胃や腸の粘膜のトラブルである胃炎や過敏性腸症候群などに応用するとともに、妊活においては、子宮内膜のトラブルが関与する着床障害や習慣流産などに用いることが多いのです。

4章

男性の妊活に役立つ栄養セラピー

「精子力」をアップさせるヒント

悩み別・男性の妊活に必要な栄養素

ここからは男性の妊活に必要な栄養素を、不妊の悩み別に紹介します。

以前に比べ、男性側の不妊もクローズアップされるようになりました。実際、不妊の原因の約半分は男性側にあることは、1章で述べた通りです。

男性不妊のなかでも、**精子の運動率が低い、精子の数が少ないといった場合に、オーソモレキュラー療法は有効**です。

卵子と違って毎日新しくつくられ続ける精子は、オーソモレキュラー療法の効果が出るのも早く、早い人では2週間ほどで精子の状態が変わってくることもあります。

妊活は、女性だけでなく夫婦2人で取り組むものと考え、男性側もこれまでの食べ方を見直してみてください。

お悩み 1

精子の質、運動率がよくない

精子の質をよくする、運動率をアップするのに有効な栄養素は、**DHA（ドコサヘキサエン酸）とビタミンD**です。

DHAは健康にいい成分としてもよく知られています。また、ビタミンDは女性の妊娠率のアップにも役立ちます。

まずはDHAについてご説明しましょう。

精子に多く含まれる「DHA」

DHAは脳、目、精子に多く含まれています。EPAと同様、魚油などに含まれるオメガ3系の脂肪酸の1つであり、**体内で合成される量は微量であり、食べ物からと**

る必要があります。

ＤＨＡは母乳にも多く含まれており、このことからも、人間にとって重要な成分であることがわかります。

そんなＤＨＡの弱点は、**酸化に弱い**こと。ＤＨＡを多く含んでいる精子も、当然、酸化の影響を受けます。

２章でも説明したように、酸化によって活性酸素が発生すると、細胞を傷つけます。また、血糖値の上昇によって起こる糖化も酸化を引き起こし、さらに細胞を傷つけてしまいます。その結果、精子の運動率が下がってしまうのです。

精子の運動率が低ければ、自然妊娠や人工授精での妊娠も成立しにくく、体外受精をすることになります。体外受精や顕微授精では、元気のいい精子をピックアップするので、運動率の高い精子が少しでも多いほうがいいのはいうまでもありません。

ちなみに、ＤＨＡが多い精子は、人工授精や体外受精で凍結する前の精子の生存率や、精子のパラメーター（運動率、精子の濃度や形態などの指数）がいいことがわかっています。つまり、ＤＨＡが多ければ、精子を解凍したあとも運動率が高く、いい状態が保てているということです。体外受精をおこなう場合も、事前にＤＨＡを十分にとっておくことが望ましいでしょう。

ＤＨＡは、**さばやいわし、さんまなどの青魚や、すじこ**に多く含まれています。

「ビタミンD」で精子の運動率がアップする

ビタミンＤは卵子だけでなく、精子についても、さまざまな報告があります。

ビタミンDが欠乏している男性の精子は、その運動率や前進運動率、正常形態率が低いという報告があります。

また、**ビタミンDの増加と、男性ホルモンのテストステロンの増加には、相関関係がある**ともいわれています。

精子の運動率を低下させる要因の1つに、肥満があります。２０２３年には、栄養素の欠乏のあるなしにかかわらず、肥満そのものが精子の運動率を低下させると報告されています。精子の運動率をアップするためにも、適正体重をキープすることが大切です。

また、2022年には、肥満に加えてビタミンD欠乏が見られると、精子の運動性の低下やDNAの損傷の増加が見られるという報告もありました。

DNAの損傷が多いということは、受精をしても流産率が高くなる可能性があるということです。肥満を改善したうえで、ビタミンDを積極的に摂取することをおすすめします。

ビタミンDの働きや多く含む食品については、124ページも参照してください。紫外線によって皮膚で合成されるので、日光を浴びることも重要です。

妊娠率アップにつながる禁欲期間は？

妊娠率のアップにつながる男性の禁欲期間があるのをご存じでしょうか。

WHO（世界保健機関）のマニュアルによると、男性の禁欲期間は2日（48時間）以上7日以内とする、という記載があります。

正常な精液の場合、禁欲期間が10日以内であれば、その運動率、濃度、奇形率は変動しませんが、11日を超えると運動率が低下し、奇形率が上昇するとの報告があります。

精液のなかに精子の数が少ない乏精子症の場合、禁欲期間が1日の場合にもっともいい運動率と低い奇形率が得られ、禁欲期間が4日を超えてくると、奇形率が上昇するという報告があります。

お悩み2 精子の数が少ない

1章で、「精子の老化」について触れましたが、**加齢に伴い、男性の精子も老化していくこと**がわかっています。精子は毎日つくられていますが、その数が減ったり、DNAが損傷したりしている精子が増えていくのです。

そんなときに味方になってくれるのが、**亜鉛やビタミンAといった、細胞の分化や分裂にかかわる栄養素**です。

「亜鉛」で精子の数が増え、運動率も改善！

亜鉛は精子形成や前立腺の働きはもちろん、精子の運動と活性化にもかかわっています。また、**亜鉛が低下すると意欲の低下や性欲の低下が起こりやすくなります**。

不妊治療をしていたある患者さんは、オーソモレキュラー療法で亜鉛を摂取する前に比べ、精子の数が増え、運動率も大きく改善しました。それを見た不妊治療の専門医から、「別の人の精子ではないか!?」と驚かれたといいます。

それほどまでに効果が高い亜鉛なのですが、実際には亜鉛不足の男性は多く見られます。前にも述べたように、レトルト食品や冷凍食品、インスタント食品などの加工食品には亜鉛はほとんど含まれていないため、週に何度もカップラーメンやスナック菓子などを食べている生活をしていると、亜鉛不足を招きます。

同時に加工食品やスナック菓子は、糖質が高いものが多いので、血糖値スパイクが起こる可能性もあります。**亜鉛にはインスリンの分泌を調整する働きもある**ため、亜鉛不足が続くと、インスリンの分泌調整もできず、血糖値も乱れてしまうという悪循環に陥ってしまいます。

亜鉛はアルコールを分解する際にも使われてしまうため、お酒をよく飲む人は、より一層注意しなければなりません。

亜鉛は、鉄を含む食品に多く含まれています。 赤身の肉やレバーなど、鉄を多く含む食品を選べば、自然に亜鉛も摂取できるでしょう。

亜鉛は女性にとっても必要な栄養素です。144ページも参照し、夫婦で一緒に食事に亜鉛を取り入れていきましょう。

「マカ」は妊活男性の味方?

余談ですが、男性機能の向上や精力増強に効果が期待されるものとしてよく知られているものに、「マカ」があります。

マカは南米ペルーのアンデス山脈に自生している植物で、もともとアンデスの非常に厳しい自然環境のなかで暮らす人たちにとっても、貴重な栄養源でした。普段からマカを食べていると背が高く、子どもがたくさん生まれると伝えられていたのです。

西洋の人々がマカのことを知ったのは、15世紀にさかのぼります。植民地時代、スペイン軍がペルーを訪れた際に、植物も育たないような過酷な環境で生育しているマカを馬に食べさせたところ、元気になり子どもを産んだそうです。そこからスペイン人兵士の活力源としてよく知られるようになったといいます。

そんなマカにはどんな栄養素が含まれているかというと、やはり「**亜鉛**」が入っています。そのほかにもアミノ酸の一種であるアルギニンが含まれ、これが成長ホルモンの合成を促し、血流をよくしてくれると考えられます。

その他にも有効成分がいろいろ入っていますが、1つひとつの含有量が多いわけではありません。ただ全体的にバランスがとれていることと、アルギニンや亜鉛の力によって滋養強壮にいいといわれているようです。

精子がつくられる根っこの部分にかかわる「ビタミンA」

女性の着床障害にビタミンAが有効だという話をしましたが、ビタミンAは男性の不妊にもいい影響があります。

ビタミンAを入れない食事を与えたマウスでは、精子の形成が阻害されてしまうことは、以前から知られていました。また人間でも、**精子をつくるときにビタミンAが必須**だということがわかっています。

そこで開発されようとしていたのが、なんと男性用の避妊薬でした。ビタミンAの作用を止めてしまえば、性機能は維持されながらも精子がつくられなくなるため、避妊につながるのではないかと考えたのです。

結論からいうと、男性用避妊薬の開発はストップしているようです。副作用が多く、精子の部分に限ってのビタミンAの作用を消すことができなかったのです。これは、それだけビタミンAが体のさまざまな働きに関係していることを意味しています。

年齢の影響が避けられない卵子と違い、精子は何歳になってもつくり続けることができます。男性が70代、80代でもお子さんができた話を聞いたことがあると思いますが、このメカニズムにはビタミンAがかかわっています。具体的には、**精子の幹細胞に対する働き**です。

幹細胞とは、さまざまな細胞になる能力をもつ細胞のことであり、自分と同じ能力をもつ細胞に分裂できる能力（自己複製能力）をもっています。

精子になれる幹細胞が、みんな精子のほうに変身していってしまうと、幹細胞は枯渇してしまいます。そこで幹細胞に対して「あなたは精子になりなさい」「あなたはそのままの形でとどまりなさい」といった絶妙な調節をしているのが、ビタミンAなのです。

もしビタミンAが不足してしまうと、幹細胞が精子に変身してくれなかったり、精子に使われすぎて大切な幹細胞がなくなってしまったりすることになりかねません。

ビタミンAは、精子が形成される初期の段階、とても大切な根っこの段階に深くかかわっているのですね。

ビタミンAの働きや多く含む食品については、141、150ページも参照してください。

お悩み3 性欲減退、男性更年期

性欲の減退や男性更年期など、メンタル面の不調の際に効果が期待できるのが、**ビタミンB群やDHEA**です。ここでは、症例を交えながらご説明しましょう。

クリニックに「なかなか性欲が戻らない」ということで相談に見えたEさん（56歳）は、男性更年期にうつ症状がある方でした。一般的な病院では、このような症状があると、男性ホルモンのテストステロンを補充する治療をしますが、Eさんはそれでは改善しなかったそうです。

性欲減退以外にも頭痛がひどく、脳神経外科で痛み止めを処方してもらっていたとのこと。知人にすすめられて断食道場に行き、糖質制限をおこなったところ頭痛がかなり減ったことから、私のクリニックにたどり着いたといいます。

そこで食事指導をしながら**DHA、ビタミンB群（ナイアシン）、DHEA**のサプリメントを処方しました。これは男性不妊でうつっぽさを伴う場合にすすめる栄養素です。さらに精巣の機能を上げる**亜鉛**も加えました。

すると、抑うつ感が消えて少しずつ元気になっていき、イライラやストレスも軽減。3年たった今もオーソモレキュラー療法を続けていますが、すっかり性欲も戻り、バリバリ元気に働いています。

うつ症状やストレスに対抗する栄養素

Eさんは男性不妊で悩んでいたわけではありませんが、ストレスや不安などからくる性欲減退の場合には、Eさんのようなアプローチが有効です。

とくに、**うつ症状によって性欲減退が見られる人には、ビタミンB群（なかでもナイアシン）が有効**です。ナイアシンが欠乏すると、うつ、イライラ、不安、精神障害などが見られることがあります。うつには、セロトニンという脳内神経伝達物質の不足がかかわっていますが、セロトニンをはじめとする、あらゆる脳内神経伝達物質の合成にかかわっているのがナイアシンです。

ナイアシンは、**魚介類やレバー、ピーナッツ、エリンギなど**に多く含まれます。なおビタミンB群は相互に作用しているので、単体ではなく複合的にとるようにしましょう。肉や魚介類にはビタミンB群が多く含まれていますので、こうした食材をとるのもおすすめです。

女性の妊活に必要な栄養素のところで、DHEAは「若返りホルモン」だとお話ししましたが、男性にも効果が期待できます。DHEAは男性ホルモンのテストステロンをつくる材料になるため、摂取するとダイレクトに妊活につながります。

それ以外にも、DHEAはブレインステロイドといって、脳を保護する作用があることがわかってきました。脳の機能を維持したり、抑うつを改善したりする効果が期待できるのです。Eさんの場合は男性ホルモンへの効果以外にも、脳を保護する作用が効果的に働いたのではないかと推測できます。

ただし、先述したように、DHEAは基本的にサプリメントで摂取することになります。女性の場合と同様に、購入して自己判断で摂取するのではなく、医師から処方してもらうようにしてください。

コラム

悪いものを入れない！　体のなかの〝関所〟

「血液脳関門」という言葉をご存じでしょうか。大切な脳を守るために、脳の血管から脳組織への物質の移行を制限するバリア機能の1つです。脳に必要なものだけ取り込んで、有害な物質を入れないようにしている、脳の関所のようなものです。

これと同じしくみが、男性の精巣にもあるのです。それが「血液精巣関門」。血液脳関門も血液精巣関門も、「門」ということばが使われていますが、実際はもちろん門ではなく、毛細血管の内壁を覆っている内皮細胞でできています。

この内皮細胞の細胞と細胞の間には、接着剤のような役目をするタイトジャンクションと呼ばれるものがあり、これが関門の役割をしています。このタイトジャンクションをつくるのに必要な栄養素が、たんぱく質とビタミンDです。

精子は日々つくられていますが、その材料となるのは栄養素です。そこでエラーになるものをなるべくつくらないようにするために、関門がとても大事な機能になってきます。次世代をつくる精子は、こうして守られているのですね。

5
章

妊活だけじゃない！「オーソモレキュラー療法」のメリット

家族みんなを元気にする食べ方

栄養を味方につければ、妊娠・出産がラクになる！

命を生み出すことには、とてつもないエネルギーが必要です。

もしも妊活をしている女性が自分の体のケアで精一杯だったら、新しい命を宿すことは難しいでしょう。まずは自分をいい栄養状態にすること。それが妊娠につながるのです。

そしてめでたく妊娠できたとしても、妊娠を継続できる体でなければなりません。妊娠を継続させて健康な赤ちゃんを産むこと、そのためにも栄養は大切です。

オーソモレキュラー療法は、妊活に有効なだけでなく、妊娠してからもメリットがたくさんあります。

この治療法を続けて妊娠された方は、つわりがほとんどなく、鉄不足もないので、妊娠中によく見られる鉄欠乏性貧血もありません。

だるさなどの不快症状もなく、トラブルなく出産に臨めます。出産は体力勝負ですが、スタミナがあるのでお産もスムーズだったと患者さんからよく聞きます。

鉄不足の妊婦さんは早産になりやすい傾向がありますが、オーソモレキュラー療法を実践していると、仮に高齢出産であっても、正期産で元気なお子さんを出産されています。また、産後の体の回復が早く、母乳の出がいいのも特徴です。

そして何よりよく聞くのが、「赤ちゃんが育てやすい」という声。赤ちゃんに肌トラブルがなく、風邪も引かない、いつもご機嫌、これがママたちからの共通の言葉です。

オーソモレキュラー療法は、ママにも赤ちゃんにもいいことだらけなのです。

妊娠前から妊娠中と、オーソモレキュラー療法を続けて生まれた赤ちゃんのことを、私たちは「**ビタミンベビー**」と呼んでいます。

ビタミンベビーとして生まれると、子どもは本当に元気に育ちます。

私の講演会には、オーソモレキュラー療法で生まれた赤ちゃんを連れたママたちが来ることがあります。どの赤ちゃんも終始ニコニコしていて、講演会の間もぐずったりすることがなく、改めて驚いたものです。

ママたちは口をそろえて、「いつもご機嫌で穏やかで、育てやすい」「保育園を休むことがほとんどない」などと話していました。

妊娠中の適切な栄養は、お母さんだけでなく、赤ちゃんにもいい影響を与えているのだと実感しています。

ママのメンタルの安定にも、栄養が効果的

睡眠不足のなかで慣れない育児に奮闘する産後は、メンタルも不安定になりがちです。

マタニティブルーは、妊娠中から産後にかけて、気分が落ち込みやすくなったり憂うつになったりすることをいいます。なかでも出産後のマタニティブルーは「**産後うつ**」といい、深刻な状態に陥る人もいます。

その原因としては、ホルモンの急激な変化や、ママ自身の疲労や睡眠不足、周囲のサポートが少ないなどが挙げられます。そして私は、そこに**産後の栄養不足**もかかわ

っていると考えています。

とくに産後うつに深くかかわっているのが、**鉄不足**です。

妊娠中は鉄欠乏性貧血になりやすいのですが、産後も同様です。正常な出産であってもお産のときには出血が多く、多くの鉄が失われます。産後は2、3時間おきの授乳やおむつ替えに加え、ママは母乳をあげなければなりません。なかには家事や仕事をこなす女性もいます。これでは体調が崩れないほうがおかしいでしょう。

産後に貧血があると、やる気の低下や疲れやすさなどを招き、これがうつの原因になるのです。

妊娠中からしっかりオーソモレキュラー療法で鉄を摂取していた妊婦さんは、産後も鉄不足になることがなく、元気です。

また、**ビタミンD不足になると、周産期のうつ病が増える**という報告があります。

さらに、海外の報告では、**産後うつにオメガ3系脂肪酸がかかわっている**ことがわかっています。オメガ3系脂肪酸には、前にも紹介した魚油に多く含まれるEPAやDHAや、エゴマ油、亜麻仁油などに多く含まれるα-リノレン酸があります。

最近になって、脳の微小な炎症がうつ症状の大きな原因になるといわれるようになりました。これらの炎症を抑えるのに重要なのが脂肪酸のバランスであり、オメガ3の割合を高くすることなのです。

これに対してオメガ6系脂肪酸というものがあり、サラダ油やゴマ油、多くの加工食品に含まれています。現代人は、オメガ3の油よりも、このオメガ6の油のほうが、摂取量が多くなっており、それが体内の炎症をはじめ、さまざまな不調の原因になっているともいわれています。

では、単にオメガ3をたくさんとればいいかというと、そうではなく、**大切なのはオメガ3とオメガ6のバランスを考えること**です。サラダ油や加工食品をたくさんとりがちな現代人はオメガ6は十分に足りています。オメガ3を意識してとるようにし、オメガ6は適度にとるようにすると、バランスがとれるでしょう。

オーソモレキュラー療法で妊娠中から栄養状態をよくしておくことで、産後うつなどメンタルの問題も予防できるのです。

ママの体の栄養不足が、おなかの赤ちゃんに与える影響

この本の冒頭で触れたように、妊娠前や妊娠中の女性に「葉酸」が必要なことはよく知られています。

それだけではなく、女性の栄養不足が妊活に影響することは、この本をここまで読んでくださった方には理解していただけたと思います。そしてママの栄養不足は、胎児にも影響を与えます。妊娠前や妊娠中の女性の栄養状態は、子どもの多くの疾患の発症と関係しています。

おなかのなかにいるときや生後間もない時期の栄養が、子どもが大人になってからの健康や特定の病気のかかりやすさに強い影響を与えることがわかっているのです（DOHaD《ドーハッド》理論）。

たとえば、低出生体重児（出生体重が2500g未満）は、出産前後の病気にかかる率や死亡率が正常児より高く、成人したあとに糖尿病や高血圧、脂質異常症などの生

活習慣病や肥満を発症しやすいことが明らかになっているのです。日本では心筋梗塞も確認されています。

少し前までは「小さく産んで大きく育てる」などといわれていましたが、妊娠中の低栄養や過度な食事制限は、胎児の低栄養にもつながり、将来の健康に影響を与えます。逆に、栄養バランスを考えずに過度に食べすぎるのも、胎児のリスクにつながります。

２０２３年に発表された、日本人の10万人以上の臨床データからの、驚くような最新報告もあります。

妊娠初期のたんぱく質の摂取量が少ないと、子どもが3歳になったときにコミュニケーション能力、微細運動能力（クレヨンで〇を描く、積み木を重ねる、コップに水を注ぐなど）、問題解決能力に遅れが生じるというのです。

この傾向は、妊娠初期だけでなく、妊娠中期のたんぱく質不足でも起こるといいます。

では、たんぱく質の摂取量が少ない妊婦さんとは、どのような食生活をしていた人だと思いますか？

妊婦さんたちにとったアンケート調査によると、

- **朝ごはんを食べない**
- **炭水化物の摂取量が多く、野菜、魚介類、肉類の摂取が少ない**
- **お菓子や嗜好品、清涼飲料水の摂取量が多い**

といった傾向があることがわかりました。

朝食を食べること、それも肉類や魚、卵、納豆などのたんぱく質も一緒にとること。そして糖質を減らすことが重要だという結果は、これまでお話ししてきたことと一致しています。

妊活を機にオーソモレキュラー療法をはじめ、妊娠中も継続していくことは、妊娠率をアップさせるだけでなく、赤ちゃんの健康にもいい影響を与えてくれるのです。

「鉄」はママから赤ちゃんへのプレゼント

妊活や産後うつの予防に欠かせない栄養素、それが**鉄**です。ここで改めて鉄の重要性についてお話ししたいと思います。

これまで多くの患者さんを見てきましたが、妊活をしている・いないにかかわらず、ほとんどの女性が鉄不足です。しかしそれは3章でも少し触れたように、健康診断で測られるような貧血検査では出てこないものです。

鉄は体のさまざまな場所に分布していて、約7割はヘモグロビンなど赤血球に含まれています。そのほかには血清鉄、組織鉄、フェリチンに含まれています。

ここで重要なのが先にもお話しした**フェリチン**です。フェリチンは**貯蔵鉄**のこと。つまり、〝貯金〟されている鉄のことをいいます。

鉄が消耗するときは、この貯蔵鉄から減っていきます。クリニックではまず、貯蔵鉄であるフェリチン値を測ります。

通常の健康診断の貧血の診断基準では、赤血球中のヘモグロビン値を見ますが、赤血球中の鉄は、鉄欠乏がかなり進行していない限り減りません。だから多くの女性は「貧血ではない」という結果が出るのです。

その手前で使われる貯蔵鉄の値を表すフェリチン値が低ければ、早い段階で鉄欠乏を見つけることができます。気になる方は、個人的に病院で検査をしてもらいましょう。

妊娠・出産には多くの貯蔵鉄が必要です。妊娠してからでは遅いため、妊活中の今から、鉄不足を解消しておくことが大切です。

実は母乳には、それほど鉄が含まれていないことがわかっています。これは何を意味しているかというと、**それだけ胎児は、おなかにいる間にママから鉄を優先的に受け取っている**、ということです。

どういうシステムでママから鉄を受け取っているか、説明しましょう。

通常、私たちの体は、トランスフェリンというたんぱく質が鉄と結合することで鉄を運び、循環させています。ところが妊娠中は、特別な「胎盤トランスフェリン受容体」というものがあり、ママの栄養状態にかかわらず、とにかく鉄を取り込もうとするしくみがあるのです。

ですから妊娠後期は、母体のほうは圧倒的に鉄が足りなくなってきます。ここで十分な鉄が補給できればいいのですが、あまりにも足りなくなると、胎児は早く出てきてしまう、早産につながるともいわれています。

おなかのなかで順調に成長し、元気に生まれてくるためにも、ママが鉄を十分にとり、赤ちゃんに渡してあげる必要があるのです。

なお、鉄は子どもが成長する過程でも重要です。ドーパミン系の神経の働きに鉄が必要になるため、**鉄不足の子どもは成長するにつれてバランス運動が苦手になったり、姿勢が維持できなくなったりする傾向があります。**生まれたあとは、ママだけでなく、お子さんも鉄不足にならないように注意しましょう。

ケース5 鉄欠乏による疲労感が改善して自然妊娠

Fさん（40歳）は、体調不良でクリニックを受診されました。微熱が続き、食欲が落ち、疲労感や抑うつ感もあるといいます。

妊娠を希望して不妊治療を続けるものの、なかなか妊娠に至らず、自分を責める毎日を送っていたそうです。体もつらく、「こんなことをいつまで続けるのか」「先が見えなくて不安」と訴えていました。

初診で血液検査をすると、たんぱく質不足、ビタミンB群不足、食後の血糖値の上昇とその後の急激な低下（血糖値スパイク）、そして何よりフェリチン値が低く、貯蔵鉄が不足している貧血状態だとわかりました。これが疲労感の大きな原因だと思われました。

Fさんの血液検査の結果は、一般的には肝機能、腎機能、コレステロールはすべて正常で、貧血もなしと診断されてしまう数値です。これでは、通常の病院では「健康状態に問題なし」とされてしまうでしょう。訴えている症状の多くは、うつ病に伴う身体症状ばかりなので、「うつ病」と診断されてしまう可能性もありました。抗うつ剤を処方しようにも、不妊治療中であれば処方されることもなく、Fさんは再び疲労感や抑うつ症状と闘いながら不妊治療を続けなければならなかったかもしれません。

詳しい血液検査をしてはじめて、栄養不足によって起こる身体症状や精神症状とわかったのです。

・たんぱく質の摂取量を増やす

Fさんには栄養不足であることを丁寧に説明し、

・血糖値スパイクを起こさない食事のとり方をする（食べる順番に気をつけるなど。詳しくは2章88ページ～参照）

・不足している栄養素を補充する（ビタミンB群、ヘム鉄、プロテインなど）

などの指導をしました。

するとしばらくして全身の状態がよくなり、3カ月後には眠れるようになり、倦怠《けんたい》感も減りました。疲れがとれると意欲が出てきたのか、8カ月後には習い事をはじめ、ジムに通いはじめ、月経に伴う不定愁訴も著しく改善していきました。

不妊治療もやめていましたが、なんと初診から1年後に自然妊娠することができました。妊娠中もフェリチン値は高いままキープ。つわりも軽く、妊娠経過は順調で、無事出産しました。

「頭のいい子」の決め手は「油」だった！

妊娠中の栄養は、生まれたあとの子どもの知能にも深くかかわっています。

590人の妊婦さんを2つのグループに分け、妊娠18週から産後3カ月の間、タラ肝油とコーン油のどちらかを毎日10㎖とってもらったノルウェーでの研究（2003年）があります。

タラ肝油はオメガ3系脂肪酸であるDHAとEPAを多く含み、コーン油はいわゆるサラダ油で、オメガ6系脂肪酸を多く含んでいます。要は、オメガ3系脂肪酸の比率が高い子と、オメガ6系脂肪酸の比率が高い子で比較したというわけです。出生後の臍帯血《さいたいけつ》や母乳にも、これらの脂肪酸が反映されていました。

その後、4歳児の時点で知能を調べた結果、**母親がオメガ3系脂肪酸をとった子のほうが、認知処理、同時処理**（情報を全体的に処理すること）、**順序立てて理解する力、非言語的な能力など、あらゆる面でオメガ6系脂肪酸をとった子を上回っていました。**

DHAは、学習機能を向上する作用（発達障害や認知症への応用もされている）があるので、それが作用したのでしょう。

驚くのは、**子どもが直接摂取したわけではなく、母親から移行した脂肪酸で比較したた**ということ。それだけ妊娠中から出産直後の子どもへの栄養は重要だということがよくわかりますね。

妊活中も妊活後も！　一生役立つ最新栄養医学

ここまで、妊娠に必要な栄養素についてお話ししてきました。

いろいろな栄養素について説明しましたが、妊活の基本となるのはやはり、**血糖値スパイクをつくらないようにすること**です。

そのためには、ゆるやかでいいので、妊活中や妊娠したあとも食後高血糖を起こさない「糖質制限」を続けましょう。それは女性のみならず、男性にとっても、生まれてくる子どもにとっても、健康につながります。

子どもは大人よりも糖質をとりやすい傾向があるので、とくに気をつけましょう。血糖値スパイクがない子どもはイライラせず落ち着きがあり、集中力もあって睡眠トラブルもありません。穏やかな子育てができることと思います。

「糖質制限」に加えて、体が必要としている栄養をプラスしていくことが、家族みんなの心と体の健康につながります。

この本は、妊活をしている方のための栄養の本です。

ただ、食事は妊娠・出産時だけではなく、一生を通して重要なものです。女性も男性も心身ともに健康という土台があって、はじめて妊娠につながります。

また、ストレスと妊娠の関係についても触れてきましたが、どうか楽しいはずの食事がストレスの元にならないように、できるだけリラックスをして楽しみながら取り組んでみてください。

妊活で身につけた栄養の知識や食事のとり方は、一生役に立ちます。食事を見直すことで、かわいい赤ちゃんが訪れ、家族の健康が続いていくことを願っています。

オーソモレキュラー栄養療法についてのお問い合わせ先

みぞぐちクリニック

（電話）03-6910-3847

（ホームページ）https://mizoclinic.tokyo

オーソモレキュラー栄養医学研究所

（ホームページ）https://www.orthomolecular.jp

著者紹介

溝口　徹〈みぞぐち　とおる〉
1964年神奈川県生まれ。福島県立医科大学卒業。横浜市立大学病院、国立循環器病センターを経て、1996年、痛みや内科系疾患を扱う辻堂クリニックを開設。2003年には日本初の栄養療法専門クリニックである新宿溝口クリニック（現・みぞぐちクリニック）を開設。オーソモレキュラー（分子整合栄養医学）療法に基づくアプローチで、精神疾患のほか多くの疾患の治療にあたるとともに、患者や医師向けの講演会もおこなっている。著書に『２週間で体が変わるグルテンフリー健康法』『【最新版】「うつ」は食べ物が原因だった！』『発達障害は食事でよくなる』（小社刊）などがある。

夫婦《ふうふ》で「妊娠体質《にんしんたいしつ》」になる栄養《えいよう》セラピー

2023年12月30日　第１刷

著　者　溝《みぞ》口《ぐち》　徹《とおる》
発行者　小澤源太郎

責任編集　株式会社 プライム涌光
電話　編集部　03(3203)2850

発行所　株式会社 青春出版社
東京都新宿区若松町12番１号 〒162-0056
振替番号　00190-7-98602
電話　営業部　03(3207)1916

印　刷　共同印刷　　製　本　大口製本

万一、落丁、乱丁がありました節は、お取りかえします。
ISBN978-4-413-23338-5 C0077

© Toru Mizoguchi 2023 Printed in Japan

本書の内容の一部あるいは全部を無断で複写(コピー)することは著作権法上認められている場合を除き、禁じられています。

「ミスなし、ムダなし、残業なし」に変わる！
「テンパリさん」の仕事術
鈴木真理子

ビジネスの極意は
世阿弥が教えてくれた
大江英樹

6歳から身につけたいマネー知識
子どものお金相談室
キッズ・マネー・スクール
三浦康司
草野麻里［監修］

他人がうらやむような成功をしなくても幸せな
「天職」を生きる
適職、転職、起業…今のままでいいのかな?と思ったら読む本
松田隆太

0～7歳 モンテッソーリ教育が教えてくれた
子どもの心を強くする
10のタイミング
丘山亜未

青春出版社の四六判シリーズ

ちょっと変えれば人生が変わる！
部屋づくりの法則
高原美由紀

今日の自分を強くする言葉
へこんだときも、迷えるときも。
植西 聰

我慢して生きるのは、
もうやめよう
「ストレス耐性低めの人」が幸せになる心理学
加藤諦三

さだまさしから届いた
見えない贈り物
心に残る気遣い、言葉、そして小さな幸せ
松本秀男

「センスがいい人」だけが
知っていること
一度知ったら、一生の武器になる「服選び」
しぎはらひろ子

お願い　ページわりの関係からここでは一部の既刊本しか掲載してありません。
折り込みの出版案内もご参考にご覧ください。